U0235417

针灸临床探研录

王以贡 著

人民卫生出版社

图书在版编目(CIP)数据

针灸临床探研录/王以贡著. —北京：人民卫生出版社，2018

ISBN 978-7-117-26141-8

Ⅰ. ①针… Ⅱ. ①王… Ⅲ. ①针灸疗法 Ⅳ. ①R245

中国版本图书馆CIP数据核字(2018)第040343号

人卫智网	www.ipmph.com	医学教育、学术、考试、健康，购书智慧智能综合服务平台
人卫官网	www.pmph.com	人卫官方资讯发布平台

针灸临床探研录

著　　者：王以贡
出版发行：人民卫生出版社（中继线 010-59780011）
地　　址：北京市朝阳区潘家园南里19号
邮　　编：100021
E - mail：pmph @ pmph.com
购书热线：010-59787592　010-59787584　010-65264830
印　　刷：北京汇林印务有限公司
经　　销：新华书店
开　　本：710×1000　1/16　　印张：12　　插页：2
字　　数：197千字
版　　次：2018年3月第1版　2018年3月第1版第1次印刷
标准书号：ISBN 978-7-117-26141-8/R·26142
定　　价：46.00元

著者简介

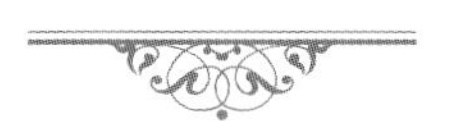

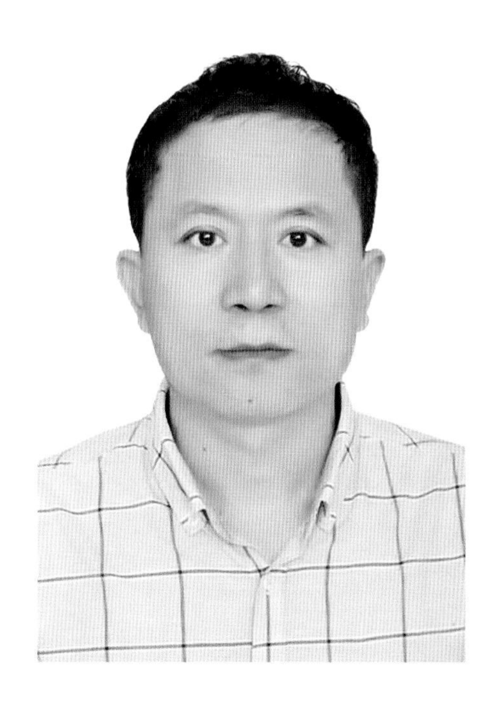

王以贡，男，1972年生，河南中医学院毕业。主攻针灸，临床运用毫针、刺络放血、火针等方法治疗各科疾病取得了较好疗效，尤其擅长治疗中风、哮喘、神志病、冠心病、慢性疲劳综合征等疑难杂症。取穴精少，多收良效。穷研针灸20余载，于理论、临床均有发挥。

学术见解

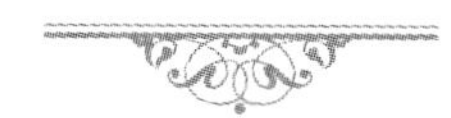

1. 中医包括①内治体系：为渊薮于周易的中医理论，即以精气、阴阳、五行学说为方法论，以脏腑及精气血津液为生理病理学基础，以辨证论治为诊治特点的易道医学。②外治体系：建立在解剖结构之上，以经络学说、全息学说等为指导，以部位诊查为诊治特点的针灸学。数千年来，渊薮于周易的中医理论对针灸学的指导是个错误，影响了针灸学的发展，此为中国针灸之殇。

2. 现代医学就是建立在解剖结构上的医学，针灸学是建立在解剖结构上的，因此作为中医的一部分的针灸学应属于现代医学。但其研究、思考和解决问题的方式却并非还原分析的方法，而是系统方法。

3. 腧穴主治中药功效化是针灸学和易道医学形成的交叉学科——穴药疗法，而穴药疗法不应视为针灸主流。

4. 干针之争的实质和核心是学科属性之争。

5. 奇经八脉的本质是脑经脉系统。

6. 通过微针系统研究，否定“全息论”，提出泛脑说。

7. 提出心脑胃肠共主神明，大、小肠经没有独立的经络。

8. 提出王氏脑三针（百会、风府、睛明）及腹脑三针。

9. 创造了运用传统经络学说结合控制论选穴治疗脏腑病的新模式。

研习针道见证神奇

——代前言

青年时代想当一名数学家、物理学家。阴差阳错上大学学起了中医，第二年开设针灸课程，经络学说对称、和谐之美引起了我浓厚的兴趣，于是发愤要登堂入室探个究竟，大学时期打下了坚实的针灸基础，针灸歌赋就背了万余字。

1995年参加工作，几年后意识到科学研究具有排他性，针药结合不利于观察针灸效果，不能真切地感受针刺的实际效果，一切都无从谈起。于是从那时起再也不开中药了。不仅如此，为了观察一种疗法的效果，我就不用其他疗法。一种疗法可以解决，就不用其他疗法，一个穴位可以治好，就不针灸两个穴位。这样在经济上会有损失，但我认为这是提高技术所必须，也是医者仁心的要求，这一习惯一直保持到现在，我很少用拔罐法，也是在有意锻炼针法。想起今天能取得好的疗效，与当初严格的自我要求是分不开的，用自己的话说，叫走独木桥。

临床上凡是遇到疗效不好的病，我就反复思考，主动去翻阅名家著作。有的病例历时数月，术凡几易，最后将其治愈。回想起来，这样的病例已经记不清有多少次了。买书是我最大的乐趣，经常去京购书，如果捧得好书归，从火车站骑着自行车回家比去的时候还有劲。如果没买到中意的书，第二天九点也懒得起床。收集名家著作是我的嗜好，时刻通过浏览网站等方式跟踪名家出书的资讯。每当发现名家出书了，我就及时购买。2001—2002年间，我在北京办了个借书证，记得一个月借5本还5本，一年中连续去了8次。家中从中华人民共和国成立后到现在的针灸名家代表性著作十之八九都可找到。这些书在我的成长中发挥了重要的作用。

经过6年的临床实践，我认识到要在常见病和疑难病上下功夫，并形成了在博采百家的基础上走创新之路的治学理念。中风病是我要攻克的第一个目标，于是我翻看了30余部书籍，收集了45位针灸专家的处方，绘制表格加以点评。运用数学统计结合医理的方法加以研究，经过探索、实践研制出中风偏瘫针方。治中风传统宗治痿独取阳明，我认为中风病发于脑，本着循经取穴的原则，应该取与脑相关的经脉来论治中风病。用于临床，创造了一个又一个“奇迹”。一位脑干、小脑梗死，四肢能动却不能站立的病人，经用内关、人中、睛明穴，当场站立起来行走，呈共济失调状态；一位患脑梗死、脑萎缩多年的病人，行走迟缓，经用中风偏瘫针方治疗一次，起针后行走如常，上下楼梯轻松自如，其妻望之，自语道：“有这么神奇吗？”支气管哮喘针方的研制，在广泛收集名家经验后，觉得名家用穴之精，难以过之。一时间让我一筹莫展，怎样才能超越名家，有自己的方法？一日在吃饭时猛然想到众医家治哮喘皆不离肺，肺的功能由其他脏腑决定，于是眼前一亮，我兴奋得不得了，治哮喘不调肺而调于他脏当可！于是考察与肺相关经脉结合发病机制，支气管哮喘针方诞生了，没有一针调肺，却疗效奇佳，优于他法。后来学习了控制论，知道这是间接控制、范畴控制的运用。一患哮喘7年的病人经支气管哮喘针方治疗20次获愈，多年后随访，一直很好。一位老人患哮喘40余年，2009年11月初诊，病人当时身体前后振摇，喘促不已，经20次治疗，逢其邻居来针灸说：“这老太太可好多了，原来喘得我们都听不清她说话，现在字正腔圆。”一个病一个病去攻克，我的目标是所有的病都用我自己的治疗方法，与其说治好了病高兴，不如说真正的快乐在于用自己创造的方法将病人的病治好。

针灸临床中常遇到“有心栽花花不发，无意插柳柳成荫”的情形。比如治肩周炎却意外治好了气管炎，治膀胱炎却治好了坐骨神经痛，一次针刺涌泉治疗一位颈性眩晕的病人，病人说其患失嗅症多年，针刺一次可闻到酒精味了，于是发现涌泉可治失嗅症。一位患耳鸣的大妈在快起针时发生晕针，其所患耳鸣、更年期高血压因此不治而愈。我于是对来诊病人注重其所患疾病的询问以期有意外发现。临床中也遇见过败中取胜、有惊无险的情况。一次针刺天突治疗一例中风失语病人，患者出现剧烈咳嗽、胸廓剧烈起伏，想到井穴可急救，经少商刺血果然立已，从而认识到少商刺血是抢救刺伤气管、气胸的第一特效穴。一位妇科病患者久治收效甚微，想到深针神阙可通冲、任、督，为之针刺，下午病人来电说针刺后两小时肚子痛得直打滚，经各项检查皆正常，诊断为意外腹绞痛，经针刺腹绞痛当即消失。抢救因室温寒冷出现反复晕针的病人，惊喜地发现神阙穴为解晕针第一特效穴。这些让我锻炼了勇气，增长了技能，使我感觉有力量，临床更从容。

针灸学发展到今天，尽管经验如山，但还有很多很多为人类所未知，无论经络还是穴位。临床不要执着于穴位既有的认识。我常在针刺时暗示自己手下可能出现未见到的现象和效应，以保持新鲜感。我喜欢新的尝试，要求自己做到每证一得，当有了新的思路和预见即付诸实施，仿佛上天助我，用之即验，很少失手。想到百会对应脐，用之治绕脐痛果验。睛明穴可通诸脉，试用之治疗牙痛、耳胀、梅核气均有效，通过本人的努力扩大了其应用范围，在广泛收集国内医家治疗运用睛明的经验基础上写成《睛明发微》，对睛明穴的穴名含义、性能提出了自己的见解。地仓穴的研究也是从在一个拇食指麻木的病人身上的一次偶然试用获得成功开始的，至今已用之治疗20余种疾病，据此写成《地仓治验》，国内目前尚未见同类报道。

回顾我20年的临床，哪些情况长进大呢？总结一下有三种情况。①没治过的病长进大。没治过的病通过思考、查阅名家著作、资料等将其治愈是突破。②效果不好的病长进大。效果不好的病，通过思考、查阅名家著作、资料将其治愈，从而获得技术的提高。回顾20年的临床，已经记不清有多少次遇到效果不好的病通过思考、查阅名家著作、资料，几易其术，历时数月而获愈。我想如果抓住每例效果不好的病例，克服惰性，养成主动思考、查阅书籍的习惯，则终生受益。相反应该警惕那些一治就好的病例，当我们为佳效而沾沾自喜的时候，确可能丧失了进步的机会。③顽固疑难病长进大。疑难病激起我挑战的欲望，通过积极的思考、查阅资料等，对国内治疗该病的经验了然于胸，经过一个又一个失败，最终达到治疗该病得心应手，甚至形成自己的方法，获得大的提高。

临床经验积累的同时，理论研究也在进行中，我是个挑剔欲很强的人，对奇经八脉、腧穴主治的表达方式、针灸学学科属性的研究可以说倾尽了我二十年的心力。在理论研究上我自忖有三大发现：

1. 奇经八脉的本质是脑经脉系统。早在学生时代我就考察并认识到：五脏各有其经脉，六腑亦各有其经脉，奇恒之腑中胆有经脉，髓、骨、脉遍布周身，不像五脏六腑那样是个有边界、轮廓的独立脏器，自无经脉可言。但中医学中也是有交待的，它们各有其会穴（髓会绝骨、骨会大杼、脉会太渊），这就足够了。惟脑、女子胞无经脉，它们应该有自己的经脉。由于脑在全身居主宰统帅地位，当时我断定其经脉必位于人身正中线上，即任督二脉。1997年写成《论脑的经脉》，曾经在2001年间在贺普仁教授门诊与其探讨，贺老最初不认同，后来他跟我说“你说的有道理”，对这一问题的思考始终萦绕于心，2010年形成奇经八脉的本质是脑经脉系统的观点，并于2014年9月写成《论脑的经络》，后更名为《奇经八脉的本质是脑经脉系统》。这样奇经八脉也像十二经脉一样，有了自己的所属脏腑，其重大的理论意义在于：将抽象的奇经八脉化为具体，结束了几千年来奇经八脉和十二经脉割裂的局面，将二者统一成一个体系。

2．渊薮于周易的中医理论对针灸学的指导是个错误，作为中医的一部分的针灸学应属于现代医学，同时也是生命科学或生物学的内容。腧穴主治采用中药功效模式表达是否可以是当今针灸界争论的焦点问题，记得毕业时对此并不怀疑。随着研习针灸著作，读一本针灸书，像在读一本中药书，对此愈加反感。针灸临床采用的是中医内科的诊疗模式，严重地影响了针灸学科发展，此已是业内有识之士之共识。对此我时常思考，尤其是2012—2014年间，可以说是日思夜想反复琢磨，每有会意就记在笔记本上。由腧穴主治表达到针灸学的学科属性，再考虑到针灸学诊疗模式。在2014年6月形成了这样的观点：作为中医一部分的针灸学在学术上应属于现代医学，同时也是生命科学或生物学的内容。腧穴中药功效化是针灸学和中药内治体系形成的交叉学科——穴药疗法。并提出各自的处方模式。2015年3月写成《论腧穴主治的表达方式和处方模式》，深入全面系统地论述了这一问题。后经修改更名《论针灸学的学科属性、腧穴主治的表达方式、诊疗模式及穴药疗法》。

3．在微针系统上否定“全息论”，提出泛脑说。我国山东大学张颖青教授20世纪80年代初提出生物全息律，按张的观点，每个节肢或相对独立的部分都有全息，全息也一定出现在节肢或相对独立的部分上，我观察到在一些不是节肢或相对独立的部分上也有微针系统，这就对张的学说提出了挑战，结合对全息图形的分析，论证了微针系统不能作为生物全息律的证据，并提出泛脑说。

由于我对针灸学的痴迷和忘我，多年来苦心孤诣的执着，临床技术日新月异，针灸科每天都在发生着奇迹。一位女士自述头晕、头胀、头重、嗜睡、不敢下床行走，MRI示丘脑、半卵圆中心梗死，住总医院20余天，毫无效果，求治于余。针睛明（双），当即头清眼亮，诸症悉除。翌日复诊曰一身轻松，头清眼亮。顽疾数日，针一次而显大效，让余感叹。一病人膻中部位深部寒冷，寒冷彻背四五年，经余用毫火针治疗6次痊愈。用神脏方治疗抑郁症、焦虑症等神志病疗效奇佳，抑郁症经一次治疗多数患者有心胸豁然之感，常有病人感到困倦思睡，起针则思饮食，经10余次治疗痊愈者屡见不鲜。失眠症用余之地仓针法疗效奇佳，即使是顽固的失眠症，亦多收立竿见影之效，经一次治疗再未失眠者亦不鲜见。一位患纵隔破裂的患者，常感冒、胸闷、心悸、咳嗽，经治疗咳嗽消失，胸闷心悸显著减轻，自述刺血过程中未发生感冒，病人还告之原来月经紊乱，刺血3次后按时而来，复查胸片表明纵隔已愈合。

回顾20余年，一路走来，研习针道，见证神奇。感触最深的是“天道酬勤更酬诚”，我称之为单纯的愿望。仅对针灸本身感兴趣，才能学好针灸。本书即是将我的研究和发现，临床所见、所闻、所感，毫无保留地奉献给同道。本人才浅学疏，有不当处，请各位同道批评指正。本书也引用了许多国内医家的著作、文章，在此谨致以最诚挚的感谢。

王以贡

2017年3月12日

目　录

第一章 针灸精方

一、中风偏瘫针方

组成：

1. 头组：百会、四神聪、风府、人中、睛明、听宫、颞三针①。

2. 脊组：治脑三穴②、督脉穴点刺（大椎至腰阳关）。

3. 躯干组：中脘、下脘、气海、关元、天枢、五脏俞。

4. 四肢组：极泉、内关、合谷、曲池、后溪、委中、三里、阳陵泉、太冲、涌泉、隐白；手足太阳、阳明、少阳、厥阴之井穴；少商、八风、八邪。

5. 随症加减：①手指握固：腕骨。②足内翻：丘墟透照海。③饮水反呛，吞咽困难：毫火针膝眼穴。④舌强语謇：刺金津、玉液放血。

急性期，取头组、腹部穴、四肢组。一般取头穴、四肢肘膝以下穴即可。恢复期、后遗症期取各组穴。病程超过2个月者，可适当加关节局部穴和手足阳明经穴。痉挛性偏瘫不用极泉、委中。手足指趾部井穴宜交替用之。脑出血病人须3周后，生命体征稳定后方可用本方治疗。

主治：中风偏瘫。

操作：

百会向后平刺1寸。

四神聪向百会透刺。

风府伏案正坐，头微前倾，项肌放松，向下颌方向缓慢刺入1寸，针尖不可向上，以免刺入枕骨大孔，误伤延髓，不留针。听宫张口取穴直刺1寸。

颞三针向下平刺1寸。

睛明穴嘱患者闭目，医者押手轻轻固定眼球，刺手持针，于眶缘和眼球之间缓慢直刺1寸，不提插捻转，出针时按压3分钟，以避免出血。本穴操作存在风险，没有掌握针刺要领，没有临床使用经验者请勿用。

人中向鼻中隔方向斜刺0.3～0.5寸，用重雀啄法至眼球湿润或流泪为度。

---

① 颞Ⅰ针：耳尖直上入发际二寸处。颞Ⅱ针：以颞Ⅰ针为中心，向其同一水平线前旁开一寸为本穴。颞Ⅲ针：以颞Ⅰ针为中心，向其同一水平线后旁开一寸为本穴。

② 在督脉线上，后发迹边缘为第一穴，向下每隔一椎间隙一穴，总共三穴。（《彭静山先生经验穴》）

治脑三穴速刺法，直刺1寸。

大椎至腰阳关脊间穴速刺法，胸椎棘突下的督脉腧穴向上斜刺1寸，腰椎棘突下督脉穴直刺1寸。

中脘、下脘、气海、关元、天枢直刺1寸。

内关直刺0.5～1寸，采用捻转提插结合的泻法1～3分钟。

曲池直刺1～1.5寸，合谷直刺1寸。

八邪斜刺0.5～0.8寸，后溪直刺0.5～1寸。

极泉取穴于原极泉下2寸，直刺1～1.5寸，用提插泻法，以患侧上肢抽动三次为度。

委中穴仰卧位抬起患肢取穴，医者用左手握住患肢踝部关节，以医者肘关节顶住患肢膝关节，刺入穴位后，针尖向外15°，进针1～1.5寸，施提插泻法，以患侧下肢3次抽动为度。

足三里、阳陵泉直刺1～1.5寸。太冲直刺0.5～1寸，八风斜刺0.5～0.8寸。

涌泉直刺0.5～1寸。

其他井穴针刺或刺血。

配穴操作：膝眼穴，屈膝约成90°角，严格消毒后用毫火针向关节腔刺入1.2～1.5寸，速刺法，慎勿刺伤关节面。每次针一侧，左右交换。前3次每日1次，以后隔日1次，10次为1疗程，疗程间休息1～2周。10次若效果不明显则改用他法。丘墟向照海方向深刺，以不穿透照海处皮肤又感觉到针尖为度。金津、玉液用三棱针点刺放血。

急性期以毫针伍以三棱针，不用火针（饮水反呛，吞咽困难以毫火针刺膝眼穴除外），针刺顺序依次为头组、四肢组、腹部穴。恢复期、后遗症期须加用火针，以细火针点刺头之百会、颞三针（健侧）后毫针留针治疗。背俞穴细火针速刺法，深度0.2～0.3寸，每次取一侧，两侧交替用之。四肢部依病情选患侧6～8个主穴细火针点刺（内关、极泉、委中不用火针），速刺不留针，深度视穴位而定，一般在1～5分，之后毫针留针治疗。其余穴位操作同上。

急性期，每日1次，10次为一疗程，疗程间休息2天。恢复期、后遗症期隔日1次，10次为一疗程，疗程间休息1～2周。一般需治疗2～4个疗程。

按：本人考察与脑有关经脉并结合发病机制，选取脑经、心经、肾经、膀胱经、阳明经、肝经、胆经腧穴并结合范畴控制理论制定本方。迄今治疗近600余例，给我的印象是至少十之七八效果很好（这些人均恢复了生活能力，多数是治愈），有效但不显著很少见，无效很少见或很难看到。我治的病人多是七年以内，以一至三年为多，七至十年很少，年久未必就效差。经一次治疗多数人（十之七八）效果立竿见影，经一次治疗无变化的少见。有三年、七年经一次治疗去拐行走的。差异大，有的行走迟缓针后即大步流星，有的去拐能行，有的行走不便转而能跑，有的仅自觉行走轻松或有力而外观不显。个人感觉病程对疗效固有影响，但病之轻重（颅内病灶的部位深浅、面积大小）对疗效的影响更大。急性期出现提腿离床行走很常见，取穴亦精简，但头、肘膝以下穴即可，急性期立竿见影和恢复期比较，出现率高、动作幅度大。一般经20~30次即可结束治疗，个别40次。背俞穴可以夹脊穴代之，背俞和五脏井穴是五脏治脑的控制论思想的运用。本方是在学习国内45位针灸医家的经验基础上的创新，2003年形成。详见临床报道之《运用自拟中风偏瘫针方治疗中风偏瘫280例》。

二、支气管哮喘针方

组成：百会、风府、风池、人迎、膻中、中脘、关元、天枢、曲池、内关、足三里、太冲、太溪。

主治：急慢性支气管哮喘。

操作：

百会向后平刺1寸。

风府伏案正坐，头微前倾，项肌放松，向下颌方向缓慢刺入1寸，不留针，针尖不可向上，以免刺入枕骨大孔，误伤延髓。

风池向鼻尖方向针0.5~0.8寸。

人迎避开动脉直刺0.8寸。

膻中向下平刺0.3~0.5寸。

中脘、关元、天枢直刺1寸。

曲池直刺1~1.5寸；内关直刺0.5~1寸；足三里直刺1~1.5寸；太冲直刺1寸。太溪直刺0.5寸。

按：本人考察与肺相关经脉并结合发病机制，运用间接控制、范畴控制的原则，选取相关经脉腧穴拟定本方。全方没有一针调肺，却有奇效。急性发作多可针到喘止，多数病人经一次针灸后第二天皆言有较明显效果。治愈后较他法稳定性强。余治疗数十例除两例外几乎无一不佳。详见临床报道之《运用自拟哮喘方治疗支气管哮喘50例》。

三、神　脏　方

组成：百会、风府、睛明、膻中、中脘、关元、天枢、神门、太冲、太白、太溪、太渊。

主治：神志病、内脏病。

禁忌证：精神狂躁不能配合治疗者。

操作：睛明穴嘱患者闭目，医者押手轻轻固定眼球，刺手持针，于眶缘和眼球之间缓慢直刺1寸，不提插捻转，出针时按压3分钟，以避免出血。

百会向后平刺0.5～1寸，或向四神聪透刺。

风府伏案正坐，头微前倾，项肌放松，向下颌方向缓慢刺入1寸。不留针，针尖不可向上，以免刺入枕骨大孔，误伤延髓。

膻中向下平刺0.5寸。

中脘、关元、天枢直刺1寸。

神门直刺0.3～0.5寸；太渊直刺0.3～0.5寸；太冲直刺0.5～1寸；太白直刺0.8寸；太溪直刺0.5寸。留针30分钟。

按：此为调神、调脏之方，故名神脏方。神者，意识思维情志活动也。脏者，内脏也。反映了神与脏相互制约，相互为用的深刻内涵。

（一）本方主治

1. 神志病　本人提出心、脑、胃肠共主神明（详见“第八章医话”）。本方三者并调可主宰人之精神活动。

调脑取王氏脑三针（睛明、百会、风府），调心取膻中，调胃肠取腹脑三针即中脘（胃募）、天枢（大肠募）、关元（小肠募）。根据五脏藏神理论取五脏原穴。

2. 内脏病

（1）本人提出心、脑、胃肠共主神明，本方三者并调可主宰人体生理功能。

（2）本方为调脑和五脏六腑之方。

[说明]

①调脑取脑三针：经脉是通过眼裂（睛明）、颅底孔（风府）、矢状缝（百会）入脑的，所以睛明、风府、百会可调控脑与脏腑、形体、官窍的协调平衡及各自功能的正常发挥。其中尤以睛明穴为要，睛明穴为联系脑和五脏六腑的枢纽穴。取睛明穴，一方面可强化脑主神明、为五脏六腑之大主的职能，使各脏腑功能互相协调，彼此合作；另一方面，各脏腑的功能旺盛，化生气血充足可充养脑髓。

②腹脑三针可调六腑：中脘属任脉，为胃之募穴，腑之会穴，为手太阳、手少阳、足阳明、任脉之会。又肝经夹胃属肝络胆，故中脘可治包括胃、三焦、胆在内的六腑病症。天枢为大肠募穴。关元属任脉，为小肠募穴，是肝、脾、肾经交会穴。肾与膀胱相表里，小肠经与膀胱经为同名经，故关元可调膀胱。因此腹脑三针可调六腑。

③调五脏取五脏原。

（二）神脏方简化方

睛明、中脘、关元、天枢、神门、太冲、太白、太溪、太渊。

此简化方亦是心、脑、胃肠、五脏并调。以之治神志病，调脑仅睛明一穴，然疗效之速、之宏，充分证明了脏腑在神志病发病中的重要作用。

（三）本方是经络学说和范畴控制相结合的研究成果

①调脑取脑三针是范畴控制的运用。经脉入脑一定是经眼裂（睛明）、颅底孔（风府）、矢状缝（百会）处入脑，因此睛明、风府、百会可治一切脑病。②心、脑、胃肠共主神明，本方三者共调是范畴控制的运用。③脑、五脏六腑并调属于范畴控制的运用。④根据五脏藏神理论，取五脏原穴来治亦是范畴控制的运用。

本方临床治疗神志病焦虑、抑郁、恐惧、强迫等症疗效奇佳。所治抑郁症30余例，绝大多数一次治疗有明显改善，除两例外，均经8～20次治疗痊愈（《运用神脏方治疗抑郁症30例》）。本方试用于咳嗽、肾病综合征、慢性疲劳综合征、干眼症、睡眠呼吸暂停综合征等病症收效良好。

四、抗焦躁针方

组成：风府、百会、神庭、印堂、人中、承浆、颞三针、合谷、太冲。

操作：

承浆斜刺0.3～0.5寸。

人中向上斜刺0.3～0.5寸，施雀啄手法至眼球流泪或湿润为度。

印堂提捏进针，从上向下平刺0.3～0.5寸。

神庭向后平刺1寸。

百会向后平刺0.5～1寸。

风府伏案正坐，头微前倾，项肌放松，向下颌方向缓慢刺入1寸，针尖不可向上，以免刺入枕骨大孔，误伤延髓；颞三针向下平刺1寸。

合谷透劳宫；太冲透涌泉。

按：风府、百会、神庭、印堂、人中、承浆乃余之调神六针，临床观察本方有很强的镇静、抗焦虑、安眠作用。对于焦虑烦躁也可选神脏方，疗效亦佳。本方在改善症状上似较神脏方为速，神脏方可调诸脏腑，临证视病情选用，也可二方交替用之。

五、失眠针方

组成：地仓。

主治：失眠。

操作：仰卧位，地仓向颊车平刺1.3寸，不用手法，留针30分钟。

按：本方对各种类型失眠奏效均捷，对多梦、易醒类型失眠效果尤佳，堪称失眠第一特效穴。参第五章《运用地仓穴治疗失眠50例》。

六、周围性面瘫急性期灸方

组成：灸神阙、翳风。

操作：先灸神阙20～30分钟，将艾条插入灸器置脐上，调整艾条和皮肤距离，以感觉充足舒适的热而不烫、灸后皮肤红润不起疱为度。

次灸翳风30分钟，要求同神阙穴。

按：急性期面瘫灸此二穴立竿见影，多能治愈。

七、嗅觉失灵针方

组成：通天、迎香、涌泉。

操作：通天小幅度、轻捻转、偶伴提插法，捻转速度200转每分钟以上，连续3~5分钟。

迎香施捻转补法，局部酸胀至鼻根部。

涌泉直刺0.5~1寸。

按：《百症赋》有“通天去鼻内无闻之苦”；取涌泉来自临床偶得，曾经用涌泉治疗两例颈性眩晕，其中一例针1次，第二天病人告之可以闻到酒精味了，并诉其鼻子十余年失嗅。还有一例鼻子嗅觉缺失数载也是一次可以闻到刺激性大的气味。

八、落 枕 针 方

组成：地仓。

操作：1.5寸针，地仓向颊车方向平刺1.3寸，泻法。

九、解晕针灸方

组成：灸神阙。

操作：以艾条悬起灸神阙穴。

按：多年体会神阙是解晕针的第一特效穴。

十、贫血针灸方

组成：（1）灸百会30~60分钟；灸神阙1~2小时。一周2~3次。

（2）毫针方：肝俞、脾俞、膈俞、中脘、关元、天枢、合谷、血海、足三里、三阴交、太溪、太冲。常规针刺。

按：家母病口腔溃疡，针灸治疗病情反反复复，后又输抗生素一周，效微。后化验检查，诊断为严重巨幼红细胞性贫血。令服用叶酸、肌注维生素B_{12}，头晕乏力、步履不稳、口腔黏膜苍白。家里人建议去北京，我表示反对，坚持用针灸来治疗。我先用方（1），灸神阙过程中母亲感到腹中肠鸣，肠蠕动明显。复刺毫针方，后下地顿觉脚步坚实有力，眩晕消失。病后20天时化验血细胞正常，停针继续灸两个月。由此可知，灸神阙、百会是治贫血之要穴。

十一、阳明治瘫方

组成：百会、睛明、神庭、人中、地仓、承浆、人迎、中脘、天枢、关元、气冲、曲池、合谷、商阳、髀关、足三里、上巨虚、下巨虚、条口、解溪、陷谷、内庭、厉兑。

主治：中风偏瘫。

操作：睛明穴嘱患者闭目，医者押手轻轻固定眼球，刺手持针，于眶缘和眼球之间缓慢直刺1寸，不提插捻转，出针时按压3分钟，以避免出血。

人中向上斜刺0.3～0.5寸，施雀啄手法至眼球流泪或湿润为度。

地仓向颊车方向平刺1.3～1.5寸。

承浆斜刺0.3～0.5寸。

人迎避开动脉直刺1寸。

中脘、天枢直刺1寸，气冲直刺0.5～1寸。

曲池直刺1～1.5寸，合谷直刺1寸。

商阳浅刺0.1～0.2寸，可用三棱针刺血。

髀关、足三里、上巨虚、下巨虚刺1～1.5寸。

条口用3寸针透刺至承山穴。

解溪直刺0.5～1寸，陷谷刺1寸，内庭向上斜刺1寸。

厉兑浅刺0.1～0.2寸，可用三棱针刺血。

按：传统治痿独取阳明一般只取上下肢阳明经穴，交会穴是所交会经脉共有的穴位。余取用手足三阳经、督脉之会百会穴（《针灸聚英》），督脉、足太阳、阳明之会神庭穴（《针灸甲乙经》），手足太阳、足阳明、跻脉之会穴睛明穴（《素问·气府论》王冰注），督脉、足阳明之会人中穴（《针灸甲乙经》），手足阳明、督脉、任脉之会穴承浆穴（《奇经八脉考》），手太阳、少阳、足阳明、任脉之会中脘穴（《针灸甲乙经》)，足三阴、阳明、任脉之会关元穴(《类经图翼》)，及腹部阳明经穴、四肢阳明经穴共组成新阳明治瘫方。

其中睛明之效为头穴之冠，以急性期为最著。《江苏中医》1988年第5期报道针灸中风患者的神庭穴，能够使其微循环障碍得到改善，血流速度明显加快。人中为石学敏治中风醒脑开窍之主穴。配承浆穴接通任督二脉。《针灸甲乙经》“足缓不收，痿不能行……地仓主之”，人迎为颈部治中风之要穴。腹部中脘、天枢、关元穴调腹脑，在治疗中风病中有重要意义，腹针中中脘、关元是中风病恒取之穴。《针灸甲乙经》“偏枯，四肢不用，善惊，大巨主之”。“胫气街”上达于多气多血的足阳明胃经气冲穴，对下肢痿证患者，在针灸常规取穴的基础上加用气冲穴，能够明显提高疗效。《上海针灸杂志》2000年第5期报道：针刺治疗脑血管病后遗症55例，中枢神经系统感染后遗症25例，观察组在患肢常规取5~7穴，另加气冲穴，并配合头针疗法，动留针30分钟；对照组不选用气冲穴，其他取穴及方法均同观察组。结果：观察组40例中治愈10例，显效16例，好转6例，无效8例，有效率为80.0%；对照组40例中治愈9例，显效13例，好转5例，无效13例，有效率67.5%。经检验有显著性差异($P<0.05$)，观察组疗效优于对照组。东直门医院孟宪坤医生用髀关治疗半身不遂病人的抬腿困难效果甚好。贺普仁取条口治中风上肢不遂。中风病以四肢末端穴尤以井穴为要，故用商阳、厉兑。

第二章

穴组

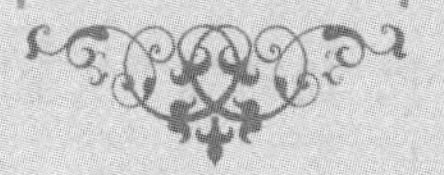

一、脑经十四穴

组成：睛明、百会、风府、人中、承浆、大椎、至阳、命门、长强、会阴、关元、神阙、中脘、膻中。

主治：①脑病、神志病之病深日久者。②本方有调节人体生理功能作用，对各个脏器均有调节作用。故适用于久病、疑难顽症、整体调理。

禁忌证：①脑出血急性期及生命体征不稳定者。②精神狂躁不能配合治疗者。

操作：

百会向后平刺0.5～1寸，或向四神聪透刺。

风府伏案正坐，头微前倾，项肌放松，向下颌方向缓慢刺入1寸。针尖不可向上，以免刺入枕骨大孔，误伤延髓。

大椎穴，患者低头，向上斜刺1寸。

至阳向上斜刺1寸。

命门直刺1寸。

长强紧靠尾骨前面斜刺1寸。不得刺穿直肠，防止感染。会阴直刺0.5～1寸，不留针，男医生针女性患者，须有女性医务人员在场。

关元直刺1～1.5寸。

神阙以灸法为主，若需要针刺，则应注意严格消毒。针刺后均用碘酊、酒精行二步消毒法，进针1寸，遇硬物不可强行突破，应更换位置重新刺入。针刺过程中和针刺之后，应严密观察病人情况；若有不适，可行温灸法缓解。

中脘直刺1寸。

膻中向下沿皮平刺1寸。

人中向上斜刺0.3～0.5寸，施雀啄手法至眼球流泪或湿润为度。

承浆向上斜刺0.3～0.5寸。

睛明穴嘱患者闭目，医者押手轻轻固定眼球，刺手持针，于眶缘和眼球之间缓慢直刺1寸，不提插捻转，出针时按压3分钟，以避免出血。

根据病情选择留针或不留针，病轻邪浅者可不留针。采取留针可分为前后两组操作。

按：组穴依据参第七章之“二、奇经八脉的本质是脑经脉系统”。对针刺任督二脉穴位作用的表述历来失之片面、零散，此为没有形成系统的脑经理论之故。脑主神明，主宰人的脏腑、形体、官窍的生理功能和思维意识情志活动，那么针刺任督二脉（有称之为小周天针法）就应具有这两方面的功用。刺脑三针则调脑，刺膻中则调心肺，刺中脘则调肝脾，刺关元则调肾……总之，针灸此十四穴是脑（经）功能的演绎，是对周身各系统、组织器官的调理。

二、王氏脑三针

组成：睛明、百会、风府。

主治：神志病、脑病及与脑相关疾病。

操作：睛明穴嘱患者闭目，医者押手轻轻固定眼球，刺手持针，于眶缘和眼球之间缓慢直刺1寸，不提插捻转。

百会向后平刺0.5～1寸，或向四神聪透刺。

风府伏案正坐，头微前倾，项肌放松，向下颌方向缓慢刺入1寸。针尖不可向上，以免刺入枕骨大孔，误伤延髓。

按：经络外行于周身，内系于脏腑，总汇于脑。脑主神明，是经络系统的核心。经脉是通过眼裂（睛明）、颅底孔（风府）、矢状缝（百会）入脑的，所以睛明、风府、百会可调控脑与脏腑、形体、官窍的协调平衡及各自功能的正常发挥。这种调控是通过刺激眼裂、颅底孔、矢状缝处的经络来实现的，临证总以神志病、脑病及与脑相关疾病为切入点。名之曰王氏脑三针以区别靳氏脑三针。

脑经十四穴和本穴组均可治神志病，但脑经十四穴调脑的力度更大，调解所涉的脏器更多，因此多用于病深日久之顽疾痼疴。

三、调神六针

组成：承浆、人中、印堂、神庭、百会、风府。

主治：神志病。

操作：

承浆斜刺0.3～0.5寸。

人中向上斜刺0.3～0.5寸，施雀啄手法至眼球流泪或湿润为度。

印堂提捏进针，从上向下平刺0.3～0.5寸。

神庭平刺0.3～0.5寸。

百会向后平刺0.5～1寸。

风府伏案正坐，头微前倾，项肌放松，向下颌方向缓慢刺入0.5～1寸。针尖不可向上，以免刺入枕骨大孔，误伤延髓。

按： 临床观察取用头之中线上的这六穴对焦虑、抑郁等各种表现的神志病有很强的调节作用。调神六针和脑三针都可治神志病，但脑三针还有调控人体生命活动之功能。

四、腹脑三针

组成： 中脘、关元、天枢。

主治： 脑和腹脑相关病症。治症广泛，以脑病、神志病、消化病为主等全身各种病症。

操作： 直刺1寸深，不可刺穿腹壁刺到腹腔中去。

按： 肠脑又被称作腹脑。肠脑指的是肠神经系统（enteric nervous system，ENS），它首先由英国生物学家Langley发现并命名为肠神经系统。ENS是胃肠壁内的自主神经系统，具有独立于大脑而行使其功能的完整结构，胃肠壁内有一个完整的反射装置，从一级感觉神经元、中间神经元到支配胃肠效应器的运动神经元，并独立于大脑之外的肠神经系统，称之为肠脑。从腧穴理论出发，选取胃募中脘、小肠募关元、大肠募天枢便组成腹脑三针，此余于2010年提出。

从传统经络腧穴角度考察，中脘穴为手太阳、少阳、足阳明、任脉之会（《甲乙经》），肺经起于中焦，中脘可调肺。腹针中中脘居离位故可调心，心与小肠相表里，肺与大肠相表里，故中脘可调心、肺、胃、大小肠、三焦。中脘又为腑会可调六腑。关元是任、督、冲一源三歧之源，即肾间动气之所在，为足三阴、阳明、任脉之会（《类经图翼》），为小肠的募穴。任脉和督脉相通，督脉属脑，故刺中脘、关元可调任督和脑。天枢为足阳明胃经穴联系带脉。综上所述，此三穴合用通过本经、表里经、交会经等关系可调脑、五脏六腑和手太阴、足三阴、手少阳、手足阳明、手足太阳、带脉、任脉、督脉、冲脉共计十三条经脉。可谓百病皆治，既治脏腑病，又治经络病，而以脑病、神志病、消化病为重点。

腧穴主治考察：

（一）中脘穴主治［参《经络发微》（王启才）］

1．消化系统病症食欲不振，胃痛，呕吐反酸，呃逆，胃下垂，消化不良，腹胀，肠鸣，泄泻，便血，黄疸。

2．呼吸系统病症咳嗽，哮喘，痰多。

3．神志病症失眠，脏躁，癫狂痫证、癔病，产后血晕。

临床还可治头痛、子宫下垂、水肿，此外《古法新解会元针灸学》中载中脘治四肢麻木不仁；贺普仁用之治冻疮；《针灸学简编》载可治高血压、荨麻疹；《针坛巾帼金伯华》中载可治口疮、梅核气、痹证、中风，金氏认为该穴尚可镇心安神。

（二）关元主治［参《特定穴临床应用》《经络发微》（王启才）］

1．泌尿系统病症遗尿，尿失禁，尿潴留，尿路感染，小便赤涩，急慢性膀胱炎。

2．生殖系统病症遗精，阳痿，性功能减退，前列腺炎，妇人带下、月经不调、胞衣不下、盆腔炎、功能性子宫出血、子宫脱垂、产后恶露不止。

3．消化系统病症消化不良，腹痛，泄泻，痢疾，脱肛，癥瘕，臌胀，肠道蛔虫病。

4．呼吸系统疾病气虚久咳而喘。

5．其他病症休克，眩晕，虚劳羸瘦，腰痛，心悸气短，奔豚气，发热，脑血管意外，低血压，类风湿关节炎。

（三）天枢主治［参《特定穴临床应用》（王启才）］

1．消化系统病症胃痛，呕吐，纳呆，食不化，腹痛，臌胀，黄疸，便秘，急、慢性胃肠炎，细菌性痢疾，阑尾炎，腹膜炎，肠麻痹，小儿单纯性消化不良，肠道蛔虫症。

2．妇科病症月经不调，闭经，痛经，产后腹痛，产后尿潴留，癥瘕积聚，子宫内膜炎。

3．神志病症热甚狂躁，癫痫，失眠多梦。

4．其他病症荨麻疹，头痛，眩晕，泌尿系结石，肾绞痛，肥胖症，小便失禁，腰椎间盘突出症。

考前人时贤，此三穴针灸名家周志杰研究尤深，周氏名之曰“腹四针”（双侧天枢）。周氏从经络、脏腑考察认为此三穴可调多个脏腑经络的功能。周氏通过实践认为此三穴可治：①肠腑疾病；②与气机有关病症，如呃逆；③经络循行路线上的疾病；④小便异常；⑤妇科疾病；⑥失眠；⑦肥胖症。

“腹脑三针”是本人基于现代医学、解剖学、腧穴理论提出来的。阐明了此三穴本质上调的是腹脑，可治脑与腹脑有关病症，以治脑病、神志病、消化病为主的全身各种病症，既治脏腑病又治经络病。如此进一步扩大了其主治范围，具有重要的理论意义和学术价值。此三穴是我治中风病等脑病不可缺少的。余之神脏方就含有此三穴，治焦虑、抑郁等症效尤捷，也是我整体调理常用之穴。

中脘、关元、天枢合神阙，余谓之“腹脑四穴”。

第三章 医案拾要

一、中　风

[病例1]

程某，男，52岁，2001年8月13日初诊。

7月10日发病，入总院，MIR示脑干、小脑多发性脑梗死，右额叶、顶叶多发软化灶。入院时尚可行走，住院10天后不能行走，住院期间曾3次下病危通知书，治疗无效，第21天令出院。刻诊：病人四肢关节活动如常，但站立无法行走，其妻子亦胖，搀扶之，二人皆向中间歪斜，步履急促，行自诊室，二人脸皆憋胀通红，满头是汗，累得喘息不已。视野窄。治疗：先取内关施提插捻转手法一分钟，不留针。继刺人中施雀啄手法令眼球流泪，不留针。再刺睛明（双），刺法：嘱患者闭目，医者押手轻轻固定眼球，刺手持针，于眶缘和眼球之间缓慢直刺1寸，不施手法。之后嘱病人下床行走，当场病人恢复行走功能，四座皆惊，病人呈共济失调状态，视野增宽，眼睛放亮，可以看到旁边的事物。复令其躺在床上，接着针刺委中穴，仰卧位抬起患肢取穴，医者用左手握住患肢踝部关节，以医者肘关节顶住患肢膝关节，刺入穴位后，针尖向外15°，进针1寸，施提插泻法，以患侧下肢3次抽动为度。风池、天柱、完骨，直刺1寸，施小幅度高频率捻转补法3分钟。火针速刺曲池、合谷、足三里、阳陵、太冲、涌泉。20次痊愈。

按：本例可见睛明对小脑、脑干部位的梗死有效，《灵枢·寒热病》“足太阳有通项入于脑者，正属目本，名曰眼系……入脑乃别阴跻阳跻，阴阳相交……交于目锐（应作内）眦。”风府—目系—睛明这一路径经过小脑、脑干，这或可得到解释。

[病例2]

李某，女，92岁。2012年6月初诊。

主诉：行走不利半个月。

病史：半月前患脑梗住院治疗2周无效，经人介绍来我处。拄杖由人搀扶而来。

取穴：睛明、人中、风府、听宫、内关、合谷、足三里、涌泉。

刺法：睛明嘱患者闭目，医者押手轻轻固定眼球，刺手持针，于眶缘和眼球之间缓慢直刺1寸，不提插捻转。风府刺1寸，不留针，听宫张口取穴，直刺1寸。人中施雀啄手法至眼睛流泪。内关捻转泻法1分钟。合谷、足三里、涌泉刺1寸深。留针半小时。

起针后病人弃拐而行，行动敏捷，步履如风。观者动容，惊呼神针也。行至走廊令其作蹲起动作，动作利落，经10次治疗痊愈。

按： 心、脑、胃肠共同主宰人体生理功能（参医话部分“三、心脑胃肠共主神明论及其在神志病针灸治疗上的运用”）。脑之功能正常发挥有赖三者的协调平衡，取睛明、人中、风府、听宫（开窍五穴去百会）调脑，调心取内关，调胃肠取合谷、三里。脑经络肾贯心（参第七章之“二、奇经八脉的本质是脑经脉系统”），取内关、涌泉调心肾以助脑血循环，四肢穴位同时具有疏通四肢经脉作用。

[病例3]

王某，男，50岁，2003年5月6日初诊。

三天前患脑梗死住我院治疗，余进病房见其堆坐床前，表情呆滞，半身不遂。

取穴： 人中、睛明、听宫、百会、内关、合谷、足三里、涌泉。

针灸后令其下床行走，动作利落，一如常人，举座皆惊，惊呼神针。针至6次，已如常人，病人自己要求停针。并说数十年迎风流泪症亦愈，病人自述20岁拜堂成亲时还流泪呢。

[病例4]

刘某，女，56岁，2010年7月10日初诊。

病史： 患者2个月前患脑梗住总医院治疗2个月，出院后来我院邀余出诊。

现症： 半身不遂，语言不利，患病肢体没有一处可以活动。

治法： 以中风偏瘫针方配合金津、玉液、廉泉治疗。

当针睛明后令其活动腿，当即可以弯曲，家人惊喜不已。隔日一次，经治疗20次已经可在室内行走，肩关节恢复功能，语言有变化但仍听不清，停针。一个月后得知已可下楼独自去逛街。

[病例5]

刘某，女，54岁，2011年6月7日初诊。

两周前患脑梗于门诊输液治疗，后因效不显邀余会诊。

现症： 左半身不遂，行走须人搀扶，下肢上抬时脚后跟仅离床一拳之隔，语言清晰。

取穴：人中、睛明、百会、听宫、颞三针、风府、内关、合谷、足三里、涌泉。

当针睛明后，令其抬下肢，但见下肢猛然显著抬高，举家惊呼不已。一诊后可独立行走七八米。经20次治疗恢复走路功能，手功能尚未完全恢复。

［病例6］

张某，男，57岁，2010年5月初诊。

病史：患脑梗七年。

现症：拄拐行走，由人搀扶而来，言语清晰。

治以中风偏瘫针方。经1次治疗，起针后去拐单独步行8米远，20次治疗痊愈。

［病例7］

王某，男，55岁，2013年6月初诊。

病史：2005年患脑梗。2009年复发，查出有脑萎缩。

现症：行走迟缓，言语清晰。

经用中风偏瘫针方治疗1次，起针后，行走自如，上下楼梯轻快利落，其妻子望之，自语道："有这么神吗？"经20次治疗痊愈。

［病例8］

李某，男，64岁，2017年5月初诊。

主诉：下肢无力，步态欠稳2个月。

病史：患者2个月前患脑血栓，遗留下肢无力，步态欠稳。

取穴：翳风、地仓、太白。

刺法：翳风直刺1.5寸，地仓向颊车方向平刺1.3寸、太白直刺1寸。留针30分钟。日1次。

经1次治疗起针后，觉得明显好转。针4次后步履欠稳也好转。针8次后病已十去八九，仅觉腿有轻微发软，又针8次痊愈。

［病例9］

金某，女，68岁，2017年5月初诊。

主诉：下肢无力，步态欠稳3个月余。

病史：患者患脑血栓2年余，近3个多月出现下肢无力。

取穴：翳风、地仓、太白。

刺法：同上。

经1次治疗起针后，当即觉得明显好转。20次痊愈。

按：张世杰老医生言："病人全身不能动弹，全瘫，针翳风足趾可动，大足趾及二趾皆能动，后取委阳足趾马上能动。"故遇下肢瘫、痿不用，多取翳风穴治之。地仓主治"手足痿躄不能行"（《甲乙经》）。太白是熊大昌发现的治中风后下肢无力的验穴。余以此三穴治中风后遗留下肢无力多收捷效。

［病例10］

李某，男，56岁，2012年12月10日初诊。

主诉：9年前患脑梗死后遗留吞咽困难，饮水反呛，语言不清。肢体活动如常。

取穴：膝眼（双）。

刺法：屈膝成90°角，用1.5寸毫火针速刺法，刺1.3寸。每日一次。

经一次治疗吞咽困难消失，饮水反呛明显好转。经二次治疗饮水反呛偶有，语言亦明显转清。经三次治疗诸症消失，停针。

按：火针最多可连用3次。

［病例11］

何某，男，2017年12月12日初诊。

主诉：饮水反呛，语言不清半年加重半月。

病史：2005年患脑梗死，2008年脑梗死复发，2017年6月出现饮水反呛，语言不清。

取穴：膝眼。

刺法：屈膝成90°角，用1.5寸毫火针速刺法，刺1.4寸。每次针一侧，左右交替。前3次每日1次，以后隔日1次。

经一次治疗饮水反呛明显好转。经二次治疗饮水反呛十去七八，经七次治疗饮水反呛偶有，经九次治疗饮水反呛消失，语言不清无变化，停针。

按：一病人患脑血栓多年，于2014年6月来余处要求余为其治右膝痛，余仅用毫火针速刺患侧膝眼、阳陵泉。膝眼直刺1.3寸，阳陵泉直刺1寸。针灸2次后病人告之，余治好了他多年的饮水发呛的问题，一次治疗就有明显好转。这使我认识到应该是膝眼的作用，因为全息上膝眼对应于口、后项风池穴。迄今为止用膝眼治疗了14例吞咽困难饮水反呛病人，除3例显效，1例无效外，其余10例均经1～10次治愈，其中2次治愈3

例，3次治愈4例，7次治愈2例，10次治愈1例。均经1次治疗症状明显改善。治愈率71.4%。个人体会此法见效快，疗效持久，治疗次数少，较局部取穴为优。有些病人语言功能有显著改善，有的无效，有待研究。

二、哮　喘

[病例1]

王某，男，65岁，2015年初诊。

病史：患哮喘肺气肿三年，加重一个月。

现症：自述不活动亦喘，穿脱衣皆喘，怕冷风，喉部觉堵，心慌，心动过速，心肌缺血。

治法：以支气管哮喘针方治之。

刺法：毫火针。

一诊后觉嗓子豁亮，喘减轻。七诊后患者不活动已不喘。十四诊日常一般活动已不喘，已不喷药。二十诊强度大的劳动亦不喘，早起喉部觉憋胀，阴天喉亦觉憋胀。30次愈。

[病例2]

王某，女，70岁，2009年11月初诊。

病史：患哮喘40余年，一年四季经常发作。

现症：病人当时喘促不已，身体前后振摇。

取穴：支气管哮喘针方（百会、风府、风池、人迎、中脘、膻中、关元、天枢、内关、曲池、太冲、太溪、足三里）。常规刺法。

当即喘止。留针半小时，起针时见病人胸廓起伏已均匀和缓。二十诊，病人同楼的邻居亦来针灸，说“这老太太可好多了，原来喘得我们都听不清她说话，现在字正腔圆”。经30次治疗停针。该病人于7个月后复发。还有一例男性患者也是患哮喘40年，4岁时高烧后出现哮喘，经用相同的方法治疗40次临床治愈。病人说往年冬天老感冒，没离开过抗生素，今年针灸期间没感冒过。该病例于半年后复发。

[病例3]

钱某，女，47岁，2010年初诊。

病史：患哮喘20年。一年四季经常发作，闻到异味易犯，夏天轻，冬天重。

现症：喘促不已。

用支气管哮喘针方治疗40次临床治愈。又嘱其每年夏天针灸1个月，一连2年。随访多年未犯。

[病例4]

张某，男，45岁，2011年5月初诊。

病史：支气管哮喘7年。

现症：喘促，周身怕冷，冬天重。

经用支气管哮喘针方治疗30次愈。多年后见面病人说一直很好。

三、神 经 症

段某，男，48岁，2016年7月30日初诊。

病史：10年前有农药中毒史，之后出现吃菜时怕菜打过农药就不敢吃了。吃西药得当着人面前吃，怕死了。

现症：除以上症状尚有：病人怕开车，坐车亦怕，心悸。人多的场合感到心烦、害怕。洗澡时不敢去，怕心跳快晕过去。

取穴：王氏脑三针（睛明、百会、风府）、腹脑三针（中脘、天枢、关元）、五脏原。

针3次病人可以自己开车来，但仍紧张。针10次诸症悉除，针15次停针。

按：本案取穴实即神脏方去膻中。

四、抑 郁 症

[病例1]

钱某，女，60岁，2015年6月初诊。

病史：抑郁症2年余，多方求医效不显。

现症：头晕恶心，打嗝嗳气，腹胀，食欲差，口干，梅核气，乏力，眼干，失眠，耳鸣，便溏。

治法：以神脏方治之。

取穴：百会、风府、睛明、中脘、关元、天枢、膻中、五脏原。

一诊后，梅核气明显减轻，心情明显好转，言语多，打嗝、嗳气有所减少，不恶心，中午犯困欲睡。不经历不知如汤沃雪之妙，10次而愈。

[病例2]

李某，男，43岁，2016年10月30日初诊。

病史：因工作压力大，半年前出现不爱说话，乏力，心慌，焦虑，失眠，恐惧，有轻生念头。多方治疗效欠佳。

现症：症状如前，愈加严重，彻夜不眠，轻生念头强烈，晨起加重，家人严密看护。食欲欠佳，厌食，思绪混乱。

治法：以神脏方治之。

取穴：睛明、风府、百会、膻中、中脘、关元、天枢、太渊、神门、太冲、太溪、太白。

一诊起针后即犯困，想吃东西，当天睡眠很好，胡思乱想减少。十诊睡眠已正常，食欲佳，心慌明显减少，焦虑紧张明显减轻，对生活的信心增强，责任感增强，两三天前想去工作，仍有些犯难心理。又针7次诸症悉除。

五、失　眠

张某，男，25岁，2017年10月18日初诊。

主诉：失眠4年，加重3个月。

病史：4年前因工作压力大出现失眠，服用中西药物，病情反复。

现症：入睡困难，每晚睡眠不足3小时，辗转不安，腰酸乏力。

治疗：以王氏脑三针治之。

取穴：风府、百会、睛明。

刺法：风府伏案正坐，头微前倾，项肌放松，向下颌方向缓慢刺入1寸，不留针，针尖不可向上，以免刺入枕骨大孔，误伤延髓。睛明穴嘱患者闭目，医者押手轻轻固定眼球，刺手持针，于眶缘和眼球之间缓慢直刺1寸，不提插捻转。百会向四神聪透刺。

经1次治疗当天睡眠明显好转，有一身轻松之感。经2次治疗可睡6小时。经7次治疗，每晚睡7小时，精力足，停针。

按：王氏脑三针之风府、百会、睛明皆是失眠要穴，李定明教授擅长深针风府治疗顽固性失眠，如果掌握李氏刺法可增强疗效。风府穴有风险，没有操作经验者勿试。

六、下颌颤

张某，女，65岁，2009年初诊。

主诉：下颌颤3年。

取穴：①百会、四神聪、风府、风池、大椎、至阳、命门、人中、承浆、中脘、关元、天枢。②四关。③局部：听宫、下关。

刺法：百会向后平刺1寸，四神聪向百会透刺。风府伏案正坐，头微前倾，项肌放松，向下颌方向缓慢刺入1寸，针尖不可向上，以免刺入枕骨大孔，误伤延髓。风池向鼻尖方向斜刺1.2寸。督脉穴脊柱穴速刺法，直刺1寸。听宫张口取穴直刺1寸，下关直刺1寸深。人中向上斜刺0.3寸，施雀啄手法至眼球流泪或湿润为度。承浆斜刺0.3寸。中脘、关元、天枢直刺1寸深，不可刺穿腹壁刺到腹腔中去。四关直刺1寸。经治20次愈。

按：病位在脑，故取脑经为治，中脘、关元、天枢为腹脑三针调腹脑，此脑与腹脑并调之法。取效穴四关治颤，局部取穴听宫、下关。故获良效。

七、胸寒症

李某，女，64岁，2007年7月8日初诊。

主诉：膻中部位深部寒冷四五年。

现症：虽天热，病人仍觉寒冷彻背，周身怕冷。

取穴：中脘、关元、内关（双）、足三里（双），刺毫火针。中脘、关元、内关用5分毫针，足三里用1寸针，内关速刺法不留针，余穴留针10分钟，隔日一次。

二诊，胸部寒冷感明显减轻，6次治疗后症状全无，巩固2次停针。

按：取中脘、关元意在上焦病治中下二焦，中下二焦精气充盛，上焦病自愈，此属范畴控制的运用。取足三里以治胸中血瘀，泻其实。最后针内关令胸中气机流畅，内关有调一身气机之功，诸穴合用，病告痊愈。

八、胃炎

[病例1]

张某，女，27岁。2017年10月31日初诊。

主诉：胃胀，纳差10余日。

病史：患浅表性胃炎9年，服用中西药物，病情反复。

现症：胃胀，纳差，失眠，乏力，脾气暴躁，月经质暗有血块，形体瘦削，皮肤萎黄，面色青黄、晦暗。

取穴：地仓、合谷、足三里。

刺法：地仓向颊车方向刺1.3寸，合谷、足三里刺1寸。

二诊，食欲好转，大便通畅。五诊，食欲正常，胃胀消失，睡眠正常，精力足，面色明显好转，心情好转。20诊次后诸症悉除，肤色正常。

[病例2]

李某，女，64岁，2017年11月1日初诊。

主诉：胃酸，胃胀，嗳气4个月。

病史：患萎缩性胃炎10年，服用中西药物，久治不愈，病情反复。

现症：胃酸，胃胀，嗳气，纳少。

取穴：地仓、合谷、足三里。

刺法：地仓向颊车方向刺1.3寸，合谷刺1寸，足三里刺1.3寸。

二诊，胃酸、胃胀、嗳气减轻。五诊，症状明显减轻。十诊，胃泛酸已消失，胃胀、嗳气明显减轻，食欲明显好转。30诊次后，诸症悉除，临床治愈。

按：地仓、合谷、足三里为余拟定之穴组，治胃肠病效尤捷。

九、呃　逆

孙某，男，70岁。2003年初诊。

病史：呃逆3年余，间断性发作，发则数月，经他院诊断系脑肿瘤所致。

治疗经过：取穴中脘、内关、足三里、攒竹、公孙。经20余次治疗临床治愈。以后每隔一两个月犯一次，就来余处治疗，每次都针20余次控制，凡3次，余建议其做手术，病人说位置离延髓太近，医院不给做。第4次来诊，我将中脘、内关、足三里改火针，3次治疗呃逆停止。可见火针效之强。后病人一直没来，过半年其女儿来诉其父病重现已不能外出，一外出就感冒，邀余出诊，并说其父时日不多了，但为减轻其痛苦耳，言罢貌甚戚。晚六点至其家，拟火针治之。当时考虑其先后天俱亏，腹部用了中脘、下脘、气海、关元，便秘加天枢。下肢取足三里、涌泉。

后背部取脾俞、胃俞、膈俞、肾俞，双穴者皆取单侧，直刺0.3寸，速刺不留针。第二天其女告之余走后一刻钟病人停止呃逆，而且大便亦通。过了一个多月又犯，邀余出诊。余考虑到此肿瘤所致，非针灸可愈其病，但截断胃气动膈这一环节即可。前方去下脘、气海、关元、天枢、涌泉、脾俞，针后第二天其女告之当晚呃逆停止。以后每过一两个月出诊一次，仅一次火针就可控制，卒于当年正月十六。最后一次为其治疗的处方为，中脘、内关、足三里、胃俞（双）、膈俞（双）。后此方就成为我治顽固性呃逆的方法，屡试屡验。

十、胃 寒 症

杨某，女，60岁，2013年6月3日初诊。

主诉：自觉胃部寒冷4年余，余无不适。

治疗：毫火针公孙穴，直刺1寸深，留针10分钟，隔日1次。

二诊，病人述寒如故，知道饿了。四诊饥饿感大增，食后不久即觉饿，并说每次扎针后觉胃部很舒服，要求延长留针时间，便延长至30分钟。八诊病愈，十诊停针。

十一、腹 寒 症

邢某，女，69岁，2016年6月初诊。

主诉：腹中寒冷4年。

现症：浑身冷甚，从里向外冒寒气，下半身重，腹中尤甚，加衣服亦不减轻。乏力甚，腹胀，食后更甚。食后不下，向上顶得头发懵。大腿、脚趾抽筋。脾气暴，心烦。平时头重，大便黏腻不爽，日1次。

取穴：合谷、足三里。毫火针。

刺法：速刺法，刺1寸深。隔日1次。

9次治疗后腹胀消失，寒冷明显减轻，隔三五天抽筋1次，食欲好，食后头胀、懵消失。大便通畅，心烦明显减轻，心平静不少，脾气明显好转。适清明回老家，过月余病人告知已愈。

按：此例可见合谷、足三里对消化系统的调整作用，从对情志的改善，也可看出腹脑和脑是关联的。

十二、头　痛

[病例1]

李某，女，28岁，2016年初诊。

主诉：头痛遇风加重3年。

取穴：三阴交、神庭、头临泣、头维。

刺法：先刺三阴交，用1.5寸针向上斜刺，施泻法使局部酸胀或向上传；神庭平刺0.3~0.5寸；头临泣平刺0.3~0.5寸；头维向后平刺0.5~0.8寸。

经一次治疗当即疼痛消失，经十次治疗痊愈。

按：神庭为督脉、足太阳、足阳明之会。头临泣为足少阳、太阳、阳维之会。头维为足阳明、少阳、阳维之会。三阳经在此三穴两两相交，故取此三穴治各部头痛。此下取三阴，上取三阳之意也。

[病例2]

刘某，女，2009年初诊。

病史：头风怕冷2年余。

治法：针刺至阴（双）。

四诊时效显，10次痊愈。

按：膀胱经循行遍及全头，此远取之法也。

十三、颈 椎 病

[病例1]

夏某，女，61岁，2007年11月5日初诊。

主诉：颈背部痛2年余。

取穴：颈夹脊、风池、天柱。

经治痊愈，同时也治好了她的失眠，来年患者告之每年冬天的咳嗽今年未犯。又有一病人治失眠效不佳，改颈椎方后失眠大效。后经查阅才知颈夹脊既治失眠亦治咳嗽。

[病例2]

廖某，女，48岁，2005年9月7日初诊。

病史：颈椎病数年。

现症：项部痛，头晕，左上肢痛。

取穴：风府、大椎、颈四针（颈椎四至七椎间穴）、听宫、昆仑透太溪、三叉三（董氏奇穴）。十次愈。

按：小肠主液故取听宫，少阳主骨故取三叉三、太阳主筋故取昆仑。

十四、后背颤抖刺痛

周某，女，60岁，2007年初诊。

主诉：后背颤抖刺痛2年。

取穴：风池、风府、听宫、后溪、腕骨。

经七次治疗痊愈。

按：后背颤抖刺痛，其病位在脑、膀胱经。取风池、风府、听宫调脑，取后溪、腕骨调膀胱，同时后溪通督脉即后溪通脑经，可调脑。

十五、绕　脐　痛

[病例1]

张某，女，27岁，2014年7月初诊。

主诉：绕脐痛3天。

病史：3天前不明原因出现绕脐痛。

刺法：百会直刺1～2mm，碰骨即可。

针入病即除。

[病例2]

刘某，男，17岁，2015年7月初诊。

主诉：绕脐痛7天。

治疗：如上法针百会病去大半，又针四神聪透百会而愈。

按：孙氏腹针中百会对应神阙，试用果验。小儿囟门未闭合时禁止使用百会、四神聪，以免刺伤颅脑。

十六、膝　　痛

[病例1]

赵某，男，50岁。2012年初诊。

主诉：膝痛3年。

现症：膝痛，屈伸不利，不能下蹲。

取穴：睛明、犊鼻。

操作：犊鼻穴屈膝90°取穴，毫火针速刺法，直刺1寸。睛明嘱患者闭目，医者押手轻轻固定眼球，刺手持针，于眶缘和眼球之间缓慢直刺1寸。留针30分钟。隔日一次。

经一次治疗，当即疼痛显著减轻，可以自如地蹲起。十次痊愈。

按：睛明是手足太阳、手足少阳、足阳明、阴阳跻脉、督脉、肝经、心经十经之会（参第六章“一、睛明发微”）。阳明行膝前方，足太阳行膝之后，少阳行膝之侧，肝经行膝之内侧。用治膝痛立竿见影，尤以屈伸不利为著。头面部治膝痛之穴尚有孙申田之四白、贺普仁用风府、欧阳群用地仓，个人体会皆不如睛明。在治疗屈伸不利一症地仓和睛明皆有奇效，不分上下，但对屈伸无碍的病人地仓不如睛明。

［病例2］

金某，女，73岁，2017年4月13日初诊。

主诉：膝痛2年余，腰痛1年。

现症：右膝痛屈伸不利，行走困难，膝部鼓起鸡蛋大个包，B超示有积液。腰痛站立三五分钟就痛不可忍。

取穴：地仓（双）、太白（右）。

刺法：地仓向颊车平刺1.3寸，太白以一寸毫火针刺1寸深。留针30分钟。隔日一次。

起针行走明显好转，可蹲起。九诊，腰痛显著好转，站立30分钟亦无碍。膝痛大减，鸡蛋大的包已消失。15次痊愈。

按：膝痛属胃经病，《素问》“诸湿肿满皆属于脾”，故配脾经原穴太白。

十七、踝关节扭伤、大趾本节痛、肩胛骨内侧痛

刘某，女，43岁，2009年5月5日初诊。

左踝关节扭伤3天，左大趾本节尺侧痛，左肩胛骨内侧区域痛数月。

取穴：小节。当即各部痛止，经13次治疗诸症悉除。

按：小节穴（系董氏奇穴，在手掌大鱼际赤白肉际线上，第一掌指关节结合处，交叉取穴）治踝关节扭伤，位置对应大趾本节，又肺与膀胱

通，故可一箭三雕。

十八、银屑病

刘某，男，40岁，2015年6月20日初诊。

银屑病数年。

刻诊：泛发，皮疹暗红。严重失眠，自云仅睡一二小时。黑眼圈。

治疗：四缝刺血，每周两次。脐疗方：升麻、大枫子、丹参、甘草、水牛角粉各9g，葛根、生地各30g，赤芍10g，冰片6g，研末，装瓶备用。用法：以药末填满脐眼，用肤疾宁膏外贴，每日1次，7次为1疗程，连用2～10周。（此为杨恒裕方，载《北京中医学院学报》1991年1期）

二诊述皮疹变平。六诊背部的皮疹消失，体重增加6.5kg。每日得吃四顿饭，食后不久就感饿，晚上必须加餐。余嘱其顺其自然，以饱为度。告之此为其需要。自云睡觉明显好转，中午不睡不行，晚上锻炼走3.5km（治疗前行走1km即感疲甚）。12次愈。

按：四缝穴主治小儿疳积、病毒性肝炎、咳喘、肺结核、蛔虫症、百日咳、高热、夜啼、疟疾、遗尿（《中医临床家·邱茂良》）。《国医大师贺普仁：一针一得治百病》中认为针刺四缝可除烦解热，通畅百脉，调和百脉。其中记载可治胃脘痛、腹痛、腹胀、咽痛、恶心呕吐、呃逆、中暑、感冒、小儿惊风、失眠、神经衰弱、疖肿、痛风、月经不调。

四缝穴治银屑病的报道较少见。邱茂良认为四缝主治主要侧重于消化系统疾病和呼吸系统疾病，消化系统对应于中医脾胃，呼吸系统对应于中医肺。四缝主治重点在肺、脾。肺主皮毛，皮肤病要治肺。调脾胃以培土生金，化痰除湿，慢性病要调脾胃，这应该是取效的原因。由此推测四缝可能在皮肤病治疗上有大的用途。

十九、口唇皮肤病

于某，男，30岁，2016年7月20日初诊。

主诉：唇部皴裂，肿。每于春秋季节犯病。

治疗：毫火针太冲穴，速刺法，直刺0.5寸。隔日一次。

七次治疗诸症消失，唯觉有点口干，唇线出现（原来因肿，唇线模糊）。

按：春应肝，肝经环绕口唇，用之果效。

二十、脓 疱 疮

孟某，女，35岁，2017年10月9日初诊。

主诉：面部起黄色脓疱15天。

病史：半月前面部出现水疱，很快变成脓疱，经皮科确诊为脓疱疮。

现症：面部可见一群黄色脓疱，疱壁薄而松弛，易破溃流出黄水，自觉瘙痒。

取穴：厥阴俞、肺俞。

刺法：毫火针，以0.22mm×15mm毫针速刺0.3寸，每穴刺3下。

二诊，明显好转，皮损泛红、干燥。

取穴：厥阴俞、心俞。

刺法：同上。

3天后已痊愈。

按：根据“肺主皮毛”及“诸痛痒疮，皆属于心”，治之果验。

二十一、中枢性咳嗽

某患，男，2016年7月20日初诊。

主诉：阵发性咳嗽2个月余。白天咳嗽，夜间不咳。每于焦虑时咳嗽，咳声剧烈，无痰，焦虑、抑郁，严重失眠。经一家西医院诊断为中枢性咳嗽。

取穴：委中（双）刺血。站立位，三棱针刺血20ml，刺血后当天即咳止。翌日针灸取穴：百会、印堂、人中、内关、神门、三里、三阴交、合谷、太冲。常规刺法，共20次治疗明显减轻。刺血后再未咳嗽。

按：太阳经入脑通肺，故取委中。

二十二、纵 隔 破 裂

王某，女，40岁，2012年7月初诊。

主诉：胸闷，心悸，咳嗽，经常感冒30余年。

病史：患者自幼经常感冒，后查出纵隔破裂。

现症：咳嗽，胸闷心悸，经常感冒。胸片示：右肺门区纵隔旁见三角形小片无肺纹理区，胸片结论：纵隔破裂。

取穴：制污穴。

刺法：用三棱针于青黑色静脉刺血，2次/周。

放血2次后病人述胸中作痒，余以为这是在“长肉”，嘱其咳嗽时有所节制。共放血8次，胸中作痒消失，咳嗽消失，胸闷心悸显著减轻，自述刺血过程中未发生感冒。病人告之原来月经紊乱，刺血3次后按时而来。X胸片示：右侧心缘旁可见一局限性囊样低密度区，表明纵隔已愈合。

按：制污穴为董氏奇穴，一般用治体表溃疡，久不收口。有人认为对体内溃疡，比如胃溃疡也有治疗作用，但尚无临床证据支持，本病例说明制污穴可用于体内病症。制污穴可用于体表任何部位溃疡，是不是体内各部溃疡其也治呢，有待观察。纵隔属肺经循行分布区域，制污穴属肺经，这可能也是有效的原因。

二十三、慢性疲劳综合征

[病例1]

许某，女，40岁，教师，2014年8月20日初诊。

主诉：身困乏力、失眠2年。

病史：患者为教师，由于工作压力过大，3年前出现失眠、乏力、腰酸耳鸣，继而出现头痛眩晕、精神抑郁，喜太息，倦怠乏力，伴肌痛、纳少腹胀等症，休息后症状无缓解，严重影响工作和生活，遂来针灸科诊治。

检查：体检和常规实验室检查无异常表现。

诊断：慢性疲劳综合征。

治疗：①睛明、合谷、足三里、三阴交、神阙（灸）。②睛明、中脘、内关、足三里、神阙（灸）。

刺法：睛明刺1寸深。神阙穴让患者自己每天在家用艾条灸30分钟。余穴常规针刺。两组处方交替用之，每日1次。经1次治疗睡眠明显见好，乏力明显减轻。经10次治疗症状完全消失，又巩固一周停针。

按：有学者研究表明“累从眼入”，也就是说，眼睛会引起全身的疲劳、不适。究其原因，主要是因为眼睛疲劳会产生“疲劳毒素”，进而侵袭全身，使全身都觉得“累”。眼睛是全身疲劳的发源地。睛明穴通过经脉与人身各部均有联系，故我取用睛明穴治疗本病。

[病例2]

赵某，女，47岁，2017年4月初诊。

主诉：自觉周身臃肿、困重乏力2年。

病史：因工作压力大，2年前出现自觉周身臃肿、困重，乏力，失眠。心情郁闷。

现症：症状如前，经前腰痛明显。身高1.51m，体重62kg。

诊断：慢性疲劳综合征。

治疗：神脏方简化方。

取穴：睛明、中脘、关元、天枢、神门、太冲、太白、太溪、太渊。隔日一次。

针一次后患者心情明显好转，有一身轻松之感，睡眠明显好转。针8次后经前腰痛现象消失。经20次治疗诸症悉除，体重减少6kg。

按：神脏方治本病疗效甚佳。该病人在治疗中与一个和她病情一样的病人交流时说“经一次治疗有活力四射之感。”

神脏方的整体调理的理念使得其应用范围在不断扩大，确是治症广泛，屡收捷效。

二十四、干 眼 症

孟某，女，35岁，2017年11月3日初诊。

主诉：眼睛干涩疲劳5年。

病史：5年前出现眼睛干涩、疲劳，眼睛遇水则难受，在一家眼科医院确诊为干眼症，中西药物无效。

现症：眼睛干涩、疲劳，眼睛遇水则难受，晨起眼干涩，困重不欲睁，周身乏力，眠差。

治疗：神脏方简化方。取穴睛明、中脘、关元、天枢、神门、太冲、太白、太溪、太渊。隔日一次，留针45分钟。

经1次治疗，眼睛轻快舒适。经2次治疗，眼睛轻快舒适，干涩、疲劳现象明显减轻，乏力感消失。经10次治疗眼疲劳感消失，干涩显著好转，精力充沛，睡眠足，眼睛遇水已无不适。经15次治疗痊愈。

按：根据“五脏六腑之精气，皆上注于目而为之精”（《灵枢》），用之果验。此方为眼病治疗提供了一个思路。

第四章

临床见闻

一、临 床 琐 记

（一）

一病人因失眠、心悸就诊，左侧足三里和上巨虚之间肌肉隆起，高点在足三里下一寸处，此处有一暗点，用1寸针刺该处，针1寸深，病人常有全身舒适之感。有时出现沿足踝部一过性传导，有时针刺三四分深时出现沿手腕寸口（经渠、太渊一带）一过性传导。病人说自己用手轻按该处，也会出现这种感传，这两种感传没同时出现过。后来无论怎样行针，两种感觉再也没有出现。

（二）

一病人膝盖冷痛，火针风府，每次针刺时病人胃部同时出现热感，逐渐蔓延至小腹发热，膝冷痛亦减轻。

（三）

一严重失眠病人，电针百会、人中，通电半小时。治疗多日无效，有一次治疗时，病人感觉电流从颅内通过，如同一缕水流冲洗脑组织，很舒服。起针后却觉得脑异常的累，随即犯困。以后一连3天每到晚6：30就犯困入睡。下次电针治疗使用了能忍受的最大电流，没出现那种现象，结果当晚失眠。以后针灸反复矫正百会针的位置，皆未问津，以失败告终。我认为这案有重要价值。

（四）

一患多年神经官能症病人来余处就诊，问诊过程中，病人说一个月前患肛裂，出血较多，怪异念头顿无，脑力自觉明显增强。此状态持续1周多。

（五）

一病人委中放血，第二天在单位，觉周围人声嘈杂，像在澡堂里，别人小声说话也觉声音很大。问之则说，昨天放血完想了一路生气的事。

（六）

刘某，女，56岁，耳鸣数年，在余处针灸，针灸10余次效果不显。一次快到起针时间，病人出现头晕恶心，此晕针反应，便起针，搀扶其向床走去，谁料没搀好一下坐在地上，复搀扶其起来令其躺床上半小时，起来后病人说耳不鸣了，脑袋里轰轰的。第二天病人告之耳鸣只2次，每次一两秒就过去了，血压也正常了。过了1个月病人很高兴地说耳鸣已愈，数载血压高也好了。

（七）

刘某，女，颈椎病，予火针速刺颈夹脊、风池、天柱，针后10分钟告诉病人可以回去了，病人诉后项部重胀异常，不欲走。询之余无不适，我以3寸针刺风池透风池，施以小幅度高频率捻转补法2分钟，病人明显感觉颈部轻松，又刺听宫（双），病人感觉轻快得很。隔2日复诊，病人诉回去后一直感觉颈部很轻快。

（八）

一病人患头痛，取太阳穴针罐治疗，起罐后太阳穴处突起如半个乒乓球大，呈紫红色。此例知太阳穴处不可针罐治疗。

二、针睛明出血案

魏某，2016年1月初诊。左额角麻木、跳2年余。日轻夜重，眠差。取穴睛明（双），直刺1寸。日1次，经3次治疗，明显减轻。1月26日第八诊起针后嘱病人自行按压，出现眼泡肿胀，目不见物。病人述按压时棉签发生位移，嘱病人继续按压，一边速刺中冲、大敦以止血，一边嘱病人回去做冷热敷，并告之出血有可能效更好。病人走后我产生了用针灸来消除血肿的想法，并拟定了处方。翌日复诊，病人诉昨晚病情有显著改善，仅跳两三下，麻木亦减轻。查双眼睑肿，呈紫红色，处方：毫火针四关，留针半小时。并告诉病人，针灸可消除血肿，以后别做热敷。1月29日第十诊，病有好转，然血肿无明显变化，取穴委中（双）刺血，仅放血7ml左右。2月1日血肿无明显变化，又临近过年，只好嘱病人热敷，放弃针灸解决，取四关、头维去其病。经治痊愈，眠亦佳。从道理来讲，针灸似应能速消血肿，然此案以失败告终，其间也用过一次火针风池，值得继续研究。

三、拔火罐致化脓案

李某，女，患慢性荨麻疹八九年，每年发作都西医输液治疗。2005年末来我处针灸治疗，我针刺后施以脐部拔罐，七次治疗无明显效果。第八诊我拔罐后发现脐部起了一个水疱，由于很小，我也没和病人说，谁知病人再也没来。过了四五年，病人来我处说，当时在我处治疗后，回去发现脐部起了个小水疱，就用手抠破了，后感染化脓输了一冬天抗生素才好，荨麻疹也不治而愈。荨麻疹痊愈是抗生素治好的吗？显然不是，乃感染灶持续刺激神阙穴之故。我预言灸神阙当可愈此病，后果然查到有人用艾条灸神阙治愈荨麻疹的报道。

四、针灸抢救针刺意外三则

（一）刺伤气管案

程某，中风失语，2005年初诊，当刺天突穴，进针至约2.7寸时，病人咳声频作，胸廓剧烈起伏，迅速退针。疑为气胸，想到现代腧穴研究表明足三里可增加肺通气量，于是刺双足三里，持续提插捻转泻法，10分钟左右病人胸廓起伏有比较明显减轻，后又依次取鱼际、膻中、尺泽无任何变化。此时时间已过去近一刻钟，病人胸廓起伏剧烈，咳声阵阵，双目由清晰变模糊混浊。余长出一口气，稍作镇静，远望天风徐徐而来，猛然想到，刺中肺，即为肺病，病在脏者取之井，井穴用于急救。于是双少商穴各出血几滴，病人胸廓猛然间“一动不动了”，四周寂静下来，再看病人双眼，二目朗朗望着晴空，完全好了，我手抚额，尽是汗水，嘱其作X检查无异常。

按： 本案当时以为气胸，事后根据进针缓且退针迅速分析当属刺伤气管所致，其间用过足三里、鱼际、尺泽、膻中、少商，给我留下印象者唯足三里、少商。尤其少商穴之效验，让我感到震撼而深刻于心。我认为少商为抢救刺伤气管、气胸第一特效穴。

后来阅读到国内医家刘云山[1]凡遇暴喘、急性喉炎、扁桃体炎、痰湿壅肺、呼吸衰竭等呼吸道疾病危及生命者，速用三棱针在少商消毒点刺放血，泻肺豁痰以救急，效果显著。我为对该穴的认识更完善而感到欣慰，志于此，有益同道，余心乐也。

（二）意外腹绞痛案

陈某，2012年9月初诊。月经量少数年。针灸治疗20次，无明显变化。忽然想到5寸长针刺神阙可通冲、任、督，于是为之针刺神阙，缓慢捻转进针刺抵脊柱，稍退针，病人自述进针时，胀感向小腹传。余穴同前。留针20分，于上午10点起针。下午2：00病人来电，言回去2小时后出现腹痛难忍，自述疼得满地打滚，电话中语声微弱，我叫她来医院。化验：血红蛋白：120g/L，红细胞：4.5×10^{12}/L，白细胞：7.8×10^{9}/L，血压：130/100mmHg，B超无异常。现觉脐附近有如团状物（巴掌大）作痛，余决定针灸治疗，取穴：中脘、水分、气海、关元、天枢、承浆。腹部穴刺0.5寸深，承浆向下刺1分深，团状物消失，觉痛由脐向两侧延伸呈带状。取足三里、上下巨虚，针到病除，留针20分钟起针。第二天病人来述腹痛未作。

按：意外腹绞痛国内有报到，确切原因尚不清楚，一般认为可能因刺激内脏神经而引起内脏功能紊乱，属功能性急性腹痛。一般多与刺激手法过于强烈有关。此案为弱刺激手法，操作时病人针感明显，这是体质因素。意外腹绞痛十分罕见，故在鉴别针刺意外事故时应特别慎重。只有在充分排除内脏器质性损伤前提下，才能考虑本症，以免误诊而导致后果严重。用针刺解除该症国内尚未见到，本案是运用针灸的一次成功尝试。

（三）顽固晕针案

闫某，教师，类风湿，2010年12月7日初诊。其人甚惧针，一次火针肾夹脊穴，惊呼痛甚，随即头晕、恶心、出汗。令其躺床上，头低脚高位。病人说“身上怎么这么凉呀？”叫我关窗，其实窗本是关着的。虑其惧针，于是用灸法，灸百会、涌泉，几分钟后无缓解，病人说：“心里怎么这么难受呀？”想到神阙为生命之根蒂，具有补肾温阳之功，于是灸之，七八秒钟左右，诸症悉除。我想到关元补肾温阳之力更强，于是灸关元以巩固。过了七八分钟，灸至关元处皮肤有些泛红时，病人又诉心里难受、头晕、恶心、汗出身凉，其状如前，于是又改灸神阙，七八秒钟症状消失，于是灸神阙10分钟以巩固。灸完闲谈一刻钟左右，病人晕针复作，症状如前，于是灸足三里数分钟，症状愈加严重，心里难受、汗出肢凉尤明显，像是有内出血之状。然而火针针刺肾夹脊的进针点至多离脊柱中线5分，1寸针刺5、6分深，不至于引起针刺事故，但考虑其反反复复且症状严重，于是建议打120，但病人坚持不去，相信我能治好，于是改灸神阙。六七秒钟症状消失，于是巩固一刻钟。谁知，又过七八分钟症状复作如前，我紧锁双眉，反复思量，猛然醒悟，时值严冬，空调新坏，室温寒冷之故也，于是嘱家属背病人上三楼病房，复灸神阙，症状消失后又巩固10分钟，灸后又令其静卧半小时观察，一战成功。临走时出于谨慎，又赠灸条1根，嘱家属若犯，如法灸之。隔一日，病人来诊所述未复发，类风湿亦病去大半。

按：晕针属晕厥现象，是由于针刺刺激引起副交感神经系统的暂时亢进，引起全身血管扩张、心率减慢、血压下降、心输出量减少、一时性脑供血不足或脑缺血所致。表现为头晕、意识恍惚、嗜睡、心慌胸闷、呕恶、汗出、耳鸣、眼花、小便失禁等。此案病人抢救过程中反复出现头晕、恶心、汗出，属晕针无疑，然本案以心里难受为突出表现，实属少见之晕针反应，值得研究。此案中神阙之效与百会、涌泉、足三里、关元诸穴判然。我认为神阙为晕针第一特效穴，几载来以此穴灸治晕针一二十例，均数秒而症状消失，绝大多数仅取此一穴即可，少数有经灸神阙后仍泛恶者，加针印堂即可。兹再举例以示其效。一患者站立位委中放血，三棱针点刺后，病人出现心慌汗出，头晕恶心，急取艾条，灸神阙6秒左右，头晕心慌等症消失，仅有点恶心，加刺印堂，诸症消失，于是用棉签清理血迹后嘱病人卧床半小时而归。又一患者素有低血压，此次来治青春痘，坐位针太溪后，诉头晕，过一会儿说双眼什么也看不清了，急取艾条灸神阙。一分钟左右，双眼仍看不见东西，于是嘱家人将其抬到床上，头低脚高位，复灸神阙，仅七八秒钟双目视力恢复，又巩固5分钟后，令其床上躺半小时而归。

神阙治晕针的机理：

①神阙为五脏六腑之本，神元归藏之本，经络之总枢，经气之总汇。与五脏六腑、五官九窍、皮肉筋骨都有联系。脐与任督相通。又可通过带

脉与足六经及冲、督相联系。任、督、冲、带四脉脉气相通，共同纵横贯穿于十二经之间，故可通过奇经八脉通周身之气。神阙属任脉，任脉络心，故可解晕针之心慌胸闷。汗为心之液，心寄窍于耳，故可解出汗、耳鸣。任脉入目故可解眼花之症。任督相通，督脉入脑，故可解头晕、意识恍惚、嗜睡。神阙通过带脉与肾通，肾与膀胱相表里，故可解小便失禁，等等此不赘述。

②从神阙的形态解剖上看，浅层为丰富的神经末梢和血管，深层有腹腔自主神经的主要神经丛及其所属血管，对外部刺激敏感，可以通过中枢神经系统迅速传达全身，因此灸神阙能通过神经体液的作用调节自主神经的功能，从而改善内脏及组织器官的生理功能和病理变化而愈晕针。

此案提示抢救晕针，环境要温暖，室温适宜。室寒对抢救晕针造成不利，却使得各个穴位对晕针效果的差异清晰地展现出来。

2001—2003年间余开展艾灸疗法，当时室止一间，医患共熏耳。烟雾迷茫兮，对面不见病人。渐觉头发懵，遂罢灸焉。今得此术，偶遇晕针者喜用之。艾香袅袅然心乐之。

参考文献

[1] 王凤岐. 中华名医特技集成 [M]. 北京：中国医药科技出版社，1993.

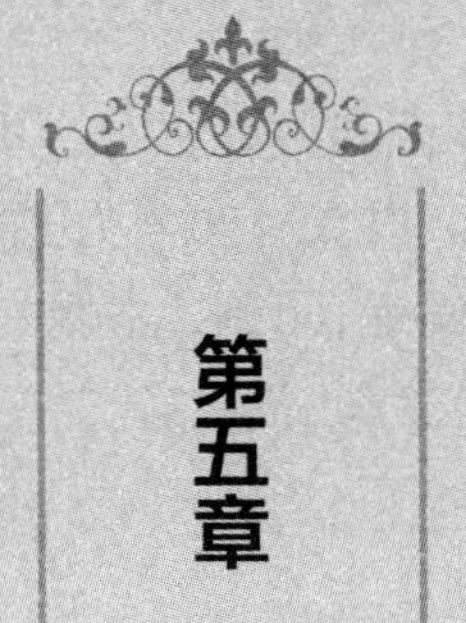

第五章

临床报道

一、运用自拟中风偏瘫针方治疗中风偏瘫280例

2003—2012年间，运用自拟中风偏瘫针方治疗中风偏瘫280例。

（一）临床资料

共280例，均为我院住院和门诊病人。其中：男180例，女100例，年龄最小33岁，最大90岁。以50~70岁为多，病程最短2天，最长3年。均有CT等检查确诊。左侧偏瘫160例，右侧120例；脑梗230例，脑出血50例。所治脑出血病人均为发病3周以后。

（二）治疗方法

中风偏瘫针方（组成及操作参“第一章　针灸精方”）。

（三）治疗效果

1. 疗效标准　①临床治愈：症状及体征消失，肢体功能改善，生活自理。②显效：症状及体征基本消失，下肢功能正常，生活大部分自理；③有效：症状及体征改善，功能部分恢复，部分生活靠扶持；④无效：症状及体征改善，功能未恢复，生活依靠扶持。

2. 治疗结果　280例经2~4个疗程治疗，痊愈182例，占65%；显效56例，占20%；有效37例，占13%；无效5例，占2%。

（四）体会

1. 运用脑经辅以与脑相关经脉治疗中风偏瘫

（1）脑经是我提出的学术观点（详见第七章“二、奇经八脉的本质是脑经脉系统”），中风病位在脑，根据循经取穴的原则自然要用脑经。

（2）与脑相关经脉及其在中风偏瘫发病中的作用：脑经络肾贯心，故脑（经）与心、肾经有联系。“胃气上注于肺，其悍气上冲头者，循咽，上走空窍，循眼系，入络脑”（《灵枢·动输》），胃经与脑有联系。肝经“上入颃颡，连目系”而与脑联系。胆经在头部循行占了很大面积，“足少阳之正……出颐颔中，散于面，系目系”与脑有联系。“足太阳有通项入于脑者，正属目本，名曰眼系……在项中两筋间，入脑乃别，阴跻、阳跻，

阴阳相交……交于目锐（应作“内”）眦（《灵枢·寒热病》）”“（阴）跻脉者，少阴之别……上循胸里，入缺盆，上出人迎之前，入頄，属目内眦，合于太阳、阳跻”（《灵枢·脉度》）。由以上经文可知，阴阳跻脉由睛明穴入络脑。本人认为经脉联系于目，如经文中出现诸如“入目”“至目锐眦后”等文字，只能说明经脉分布于目，而不能就说与脑有联系，但分布于目系，则必联系于脑，因为目系为眼球内联于脑的脉络。由以上分析，《内经》《难经》中与脑相关的经脉有：心经、肾经、阳明经、膀胱经、肝经、胆经、跻脉。心肾经气血的失调则影响脑经气血循环，进而影响脑。膀胱经与阳明经一前一后相呼应。膀胱经主筋所生病，行于身后，而主司下肢后屈，阳明经主血所生病，行于身前主下肢伸肌运动，即此二经主前后屈伸运动。而肝胆经行身之侧，主司人身之旋转、平衡。在上肢则太阳、阳明司前后的运动，少阳、厥阴司左右旋转。

综上所述，我选取脑经为主，辅以心经、肾经、阳明经、太阳经、肝经、胆经、跻脉来治疗中风偏瘫，并按三部选取腧穴形成本方。

2. 本方运用范畴控制来治疗中风病　所谓范畴控制是指被控对象存在的具体的准确时间和准确空间位置是不知道的，但被控对象存在的时间范围和空间范围是确切知道的。在这种情况下，对被控对象存在的时间范围和空间范围进行控制叫范畴控制，或叫覆盖控制或全方位控制。

①脑的功能是主宰人体生理活动和人的意识思维情志活动。针刺位于人体正中线上的脑经腧穴具有调节包括脑在内的人体各个系统、组织、器官的生理功能的作用。这就是范畴控制的运用。②由于心、脑、胃肠共主神明（参第八章医话部分），三者两两相互影响，共同主宰人的生理活动、精神活动，取头部穴调脑，取内关调心，取腹部穴调胃肠。此亦是范畴控制的运用。③取五脏俞、五脏井调五脏属于范畴控制的运用。

3. 独特的三部划分方法　本人根据神经系统的分布将头部划为局部、颈项脊柱归为邻近，躯干四肢并为远部。脑脊髓相连为中枢神经系统，脊髓为低位中枢，头为局部，则脊为临近。颈项部连接头和躯肢，亦为邻近，即颈项和脊并为临近。躯体神经分布于躯体，内脏神经分布于内脏，二者并为远端。

4. 本方以“醒脑开窍，调脏腑气血，疏通经络”为大法　笔者对人体各部穴位的作用有自己的认识：头之用在于开窍，脊之用在于调脏腑、荣脑髓、通经络，颈部穴处于脑与内脏之间的枢纽地位，故颈之用在于醒脑调脏、疏通经络，躯干之用在于调脏腑，四肢穴之用主在疏通经络。头穴选取了有经脉入脑处的穴位，或所交会经脉入脑之腧穴。睛明为太阳经、胃经、跻脉之会，诸经经目系入脑。百会为肝经、太阳经、督脉之会，诸经由此处入脑。风府为督脉、太阳经、阳维之会，诸经由此处入于脑。人中为手足阳明、督脉之会。《灵枢·动输》篇“胃气上注于肺，其悍气上冲头者……循眼系，入络脑”，督脉入于脑。听宫为手足少阳、手太阳之会，《铜人腧穴针灸图经》载睛明：手足太阳、手足少阳、足阳明之会，诸经由此入脑。即可知交会于听宫的手足少阳、手太阳由睛明穴经目系内连于脑。此五穴余称之为开窍五穴。四肢组：调心取内关，是基于一脏（心）两经（手少阴、手厥阴）的认识。调肾取涌泉，心肾经通畅，则有助于脑血循环。合谷、曲池、足三里、内庭疏通阳明经，后溪、腕骨、委中、至阴疏通太阳经，阳陵、太冲疏通肝胆经，主司身体之旋转、平衡。井穴有开窍的重要作用，而尤重太阳、阳明、厥阴、少阳四经井穴，同时井穴对应头，是循经取穴又用到全息对应。

5. 中风偏瘫针方同时具备以下特点 ①在详细考察脑与经络的联系的基础上，以脑经为主，配合其他与脑相关的经脉论治中风病。将辨经运用在中风病治疗上，这是本法与其他方法最大的本质的不同。②阴阳经并用。③四肢部以肘膝以下穴为主，重视末端穴。④刺神经干与刺腧穴并用。⑤广泛吸取了近现代医家的用穴经验，诸如听宫、人中、睛明等，是在前人时贤基础上的创新。⑥范畴控制思想的运用。

循经取穴是针灸千古不变的准绳，言及中风病的治疗，古人则曰“治痿独取阳明”，并没有系统考察脑与经络的联系。何况痿证与中风病病机迥异，造成这种情况的原因有二：①直到晚清及近代医家张伯龙、张山雷、张锡纯等人认为中风乃肝阳化风，气血并逆，直冲犯脑所致，弄清中风病位在脑；②经络学说对脑不重视，没有脑经，只有经脉与脑的联系的零散记载。自古及今未见有系统考察脑与经络的联系来论治中风病的针灸方法，有的方法虽将中风病定位于脑，却落入脏腑辨证的窠臼。有些在选用穴上也考察经脉与脑的联系，惜其不全面。有所谓全经针刺法，由于没有抓住关键经脉，故其失之也泛。

这次实践是脑经理论在中风病上的成功运用。运用脑经辅以与脑相关经脉在脑病的治疗上，有着重要的指导作用和广阔的应用前景。

二、自拟支气管哮喘针方治疗支气管哮喘50例

笔者自2009年9月至2012年2月运用自拟支气管哮喘针方治疗支气管哮喘50例，疗效满意。现报告如下。

（一）临床资料

1. **一般资料** 本组50例患者均选自门诊，其中男20例，女30例，年龄最小仅18岁，最大65岁，病程最短8个月，最长43年。

2. **诊断标准** 疾病诊断均符合中华医学会呼吸病分会哮喘学组2003年制定的《支气管哮喘防治指南》诊断标准。①反复发作喘息、气急、胸闷或咳嗽，多与接触变应原、冷空气、物理化学性刺激，病毒性上呼吸道感染及运动等有关。②发作时在双肺可闻及散在或弥漫性以呼气相为主的哮鸣音，呼气相延长。③上述症状可经治疗或自行缓解。④除外其他疾病所引起的喘息、气急胸闷和咳嗽。⑤临床表现不典型者（如无明显喘息或体征）应至少具备以下一项试验阳性：A. 支气管激发试验或运动试验阳性;B. 支气管舒张试验阳性［1秒钟用力呼气容积（FEV1）增加15%以上，且FEV1增加绝对值>200ml］；C.最大呼气流量（PEF）日内变异率或昼夜波动率≥20%。符以上①~④条或④⑤条者，可以诊断为支气管哮喘。

3. **纳入标准** ①凡符合西医支气管哮喘诊断标准；②年龄在18~65岁的患者。

4. **排除标准** ①不符合西医诊断标准者。②肺心病、肺结核、支气管扩张，肺癌及心脑血管、肝肾和造血系统等严重危及生命的原发性疾病，以及精神病患者。③可造成气喘及呼吸困难的其他疾病患者。④施针局部有感染、溃疡、瘢痕、肿瘤的患者。⑤年龄在18岁以下或65岁以上的患者，妊娠期和哺乳期患者。

（二）治疗方法

支气管哮喘针方。

1. **取穴** 百会、风池、风府、膻中、中脘、关元、天枢、内关、太冲、太溪、足三里、曲池、人迎。

2. **操作方法** 常规针刺平补平泻，留针30分钟，风府穴不留针。

（三）治疗效果

1. 疗效标准 哮喘停止发作，症状消失，体质随之康复，随访1年哮喘未曾反复者为痊愈；临床症状基本消失，哮喘虽未完全停止，但发作次数和喘势均较治疗前有明显改善者为有效；经针灸治疗后，哮喘和临床症状均无明显改善者为无效。

2. 治疗效果 多数病例经治1～5个疗程后，症状完全消失或明显改善。一年后随访，痊愈者23例，占46%；显效者12例，占24%；有效者13例，占26%；无效者2例，占4%；总有效率96%。

（四）讨论

支气管哮喘的病位在肺。从方位上考察，就解剖脏腑而言，肺位最上，肾位最下，属实体对称，上病下必病，肺病肾必病，此从功能言，当治肾。心肺相连，心肺一体，故肺病心必病，当调心。就八卦而言，左肝右肺，肺病肝必病，当调肝；脾胃居中，肺居右，旁病中必病，肺病当调脾胃。由上可知肺病调心、肝、脾、胃、肾。

从经络角度考察：心经“复从心系却上肺”，心包经“起于胸中，出属心包络”“包络者，心主之脉也”（《灵枢·邪客》）。《难经·二十五难》“一经者，手少阴与心主别脉也”，即心经、心包经被视为一体，为心之经脉。肝经“其支上复从胃别，上注肺”，肾经“从肾上贯肝膈入肺中”，脾经“府舍，在腹结下三寸，足太阴……此脉上下入腹络胸，结心肺”（《针灸甲乙经·卷三》），“胃之大络，名曰虚里，贯膈络肺”（《素问·平人气象论》），故治肺当调心、肝、脾、胃、肾。

从脏腑功能上考察：心主血，肺主气，相互依存，关系密切。肝主调畅一身气机，是肺气正常升降的基础。脾为生痰之源，肺为贮痰之器，无痰不作喘，且脾胃是脏腑气机升降之枢纽，故治肺当调脾胃。肾、肺为金水相生关系，肺为气之主，肾为气之根，故治肺当调肾，由上分析调肺，当调心、肝、脾、胃、肾。

综合以上从方位、经络、脏腑功能考察，可知肺病当调心、肝、脾、胃、肾。

哮喘病四肢部的选穴：心取内关，肝取太冲，肾取太溪，脾则取相表里胃经的合穴足三里。

腹部的选穴当然也是着眼于心、肝、脾、胃、肾，但在选穴之前应首先取中脘一穴。道家讲执两用中，这个中在脏腑是脾胃，在经脉是任督，中脘穴居任督，又是胃募，同时又位于中焦之中点，中焦之中点即为人身之中，因此我认为中脘穴位于经脉之中、脏腑之中、人身之中，功能通调任督，健运脾胃，功达四末，气理三焦。腹部心取膻中，肝、脾、肾则取关元。再取天枢，为大肠募，大肠与肺相为表里经，大肠气调有助于肺气升降，最后再添一曲池穴，为什么呢？原因之一是曲池穴为大肠经之合穴，大肠经络肺，为肺经之表里经，刺之可宣气行血，理气宽胸而治哮喘，曲池尚有理肠之功，合天枢调肠腑而助肺气正常升降。原因之二，曲池为大肠经合穴，足三里为胃经合穴，大肠经、胃经又同属阳明经，此两经均联系肺（《素问·平人气象论》："胃之大络，名曰虚里，贯膈络肺"），选取同名经气血最盛的合穴，理气行血宽胸之力强。原因之三，曲池伍足三里可调一身气机之平衡，此韩国针家金南洙之经验。原因之四，上肢只取一穴，而下肢三穴，则添此一穴，起着平衡上下肢穴数的作用。

以上四肢穴与胸腹穴相呼应，属根结配穴法，章法严谨处见出医者匠心。

除上述四脏与哮喘有关，脑与哮喘亦有关。中医认为哮喘的最重要原因是水液代谢障碍，体液调节系统的失调是根本原因。脑垂体后叶分泌抗利尿激素，通过对尿的调节参与体液调节系统。脑垂体前叶分泌促肾上腺皮质激素，它促进肾上腺分泌肾上腺激素，这种物质对缓解哮喘有效。哮喘与精神作用相关，大脑皮质及其他中枢神经失调导致神经过敏，而神经过敏则容易引起哮喘[1]。支气管哮喘之所以被视作典型的心身病，其机制之一就是肺制造的5-羟色胺等活性物质的释放，它们可影响肺的呼吸功能，而这一过程很大程度受着心因的支配[2]。我认为经脉是经颅底孔、眼裂孔、矢状缝入脑的，从控制论讲此三处可治一切脑病和与脑相关的疾病。我选位于颅底孔的风池、风府，位于矢状缝处的百会来治哮喘，百会、风池、风府镇静安神，对中枢神经有调节作用。有研究表明百会、风府对于垂体性高血压有治疗作用，说明对脑垂体有调节作用，这也许是百会、风府对哮喘有效的机制，值得研究。哮喘发作之状属中医"风证"特征，取风府、风池、百会亦有辨证取穴之含义。

另外根据气街理论，膻中者，气之海，其输上在于柱骨之上下，前在于人迎，取人迎通调气海而治哮喘。

本方不同于前人时贤之处在于治哮喘不治肺，而治他脏腑。而且一改取背侧穴的自古及今的习惯，而以取腹侧穴为主治疗。

本方的制定同时用到：①控制论。哮喘不治肺而治他脏，他脏不病，肺岂能病。经分析和肺（哮喘）相关的脏腑有心、肝、脾、胃、肾、脑、大肠，这里运用到间接控制和范畴控制。②用到多种选穴法。本法用到循经取穴法、表里经取穴法（天枢为大肠经募穴、大肠与肺相表里）、同名经取穴法（曲池伍三里）、交会经取穴法（关元）、气街理论（人迎）、辨证取穴法（风池、风府、百会）、根结取穴法。

法虽繁多，但条理分明，井然有序，行云流水般灵活地将古典经络腧穴理论运用于临床。选穴精练，丝丝入扣，章法严谨周密，用穴于平淡中见奇巧。临床体会优于其他方法。立竿见影且效持久，适合于各期病人，对于急性发病者可收针到喘止之效。本方是余运用传统经络学说结合控制论论治脏腑病的典型范例。

三、运用自拟神脏方治疗抑郁症30例

本人自2014—2017年运用自拟神脏方治疗抑郁症30例，疗效较佳，现在报道如下。

（一）临床资料

本组30例患者，其中男10例，女20例，年龄最小17岁，最大65岁，病程最短2个月，最长10年，诊断均符合西医CCMD-2-R诊断标准。

（二）治疗方法

神脏方。

取穴及操作见“第一章　针灸精方”，每日1次，逢周六日休息。治疗20次。

（三）疗效标准[3]

根据患者自觉症状的轻重及是否消失来评定。痊愈：全部自觉症状消失，跟病前一样；显效：精神症状基本消失，时有情绪、情感的低落，能处理一般的日常工作；好转：精神症状部分消失，但尚不稳定，情绪、情

感低落有所改善，但不能正常工作与学习；无效：治疗前后症状无改变。

（四）治疗结果

30例治愈28例，好转2例。痊愈者，最短治疗8次，最长治疗18次。经1次治疗患者自觉症状有明显改善者25例，经5次以内治疗有明显改善者3例。

［附：病例］

姚某，女，64岁，2017年4月17日初诊。

主诉：情绪低落5年。

病史：经某三甲医院确诊为抑郁症。一直服用氟哌噻吨美利曲辛、盐酸舍曲林。

现症：情绪低落，对任何事情都不感兴趣。心烦焦虑，胡思乱想，头胀、头沉，失眠，有自杀倾向。

治法：以神脏方治之。嘱其随着病情好转，药量逐渐减量。

翌日复诊，病人有心境豁然之感，五诊后胡思乱想明显少了。心烦焦虑，头胀、头沉消失。十诊仅偶有心烦。复针10次，痊愈停针。

（五）讨论

抑郁症（depression）是由各种原因引起的以抑郁为主要症状的一组心境障碍或情感性障碍，是一组以抑郁心境自我体验为中心的临床症状群或状态。西医学认为抑郁症的发病可能与5-羟色胺神经递质含量减少、下丘脑—垂体—肾上腺皮质轴（HPA轴）功能亢进、海马神经元结构可塑性的丧失等有关，与遗传、心理因素、社会因素密切相关。

本人从宏观入手，依据：①心、脑、胃肠共主神明（为本人提出，详见“第八章　医话”）。②五脏藏神理论。拟定神脏方来治疗各种神志病（后来将其运用在内脏病上也收到奇效）。调脑取王氏脑三针（睛明、百会、风府），调心取膻中，调胃肠取腹脑三针，即中脘（胃募）、天枢（大肠募）、关元（小肠募）。根据五脏藏神理论取五脏原穴。

本方是经络学说和范畴控制相结合的研究成果。①调脑取脑三针是范畴控制的运用。经脉入脑一定是经眼裂（睛明）、颅底孔（风府）、矢状缝（百会）处入脑，因此睛明、风府、百会可治一切脑病。②心、脑、胃肠共主神明，神志病三者共调是范畴控制的运用。③根据五脏藏神理论，取五脏原穴来治亦是范畴控制的运用。

临床治疗抑郁症发现本方具有见效迅速、立竿见影的特点，多数病人经一次治疗有心胸豁然之感，各种不适减轻，有的困倦思睡，有的思饮。

四、运用地仓穴治疗失眠50例

失眠是常见病之一，通常指患者对睡眠时间和（或）质量不满足并影响日间社会功能的一种主观体验。失眠症临床表现为入睡困难（入睡时间超过30分钟）、睡眠维持障碍（整夜觉醒次数多于2次）、早醒、睡眠质量下降和总睡眠时间减少（通常少于6小时），同时伴有日间功能障碍。笔者运用地仓穴治疗失眠症取得很好的疗效，现报告如下：

（一）临床资料

全部50例来自2016年4月—2017年3月我院针灸科门诊病人，其中男22例，女28例，年龄最小19岁，最大78岁。病程最短1个月，最长20年。除外精神神经躯体等疾病引起的失眠。

诊断标准：以《中国精神障碍分类与诊断标准第3版》为标准。①以睡眠障碍为几乎唯一的症状，包括睡眠不深、难以入睡、多梦、早醒、醒后不易再睡，或醒后不适、疲乏或者白天困倦等。②具有失眠和极度关注失眠结果的优势观念。③对睡眠质量、数量的不满引起较为明显的苦恼或者社会功能受损。④每周至少发生3次，并至少已发生1个月。⑤排除躯体疾病或精神障碍症状导致的继发性失眠。

（二）治疗方法

取穴地仓。

针具：0.35mm×40mm毫针。操作：由地仓向颊车方向沿皮刺1.2~1.5寸。不用手法。留针30分钟，每日1次，逢周六日休息。治疗10次。一个月后评定疗效。

（三）疗效评定标准[4]

痊愈：每晚能安睡6小时以上，并能持续1个月以上，偶有睡眠差，但不超过2天，且不服任何安眠药物及保健品；显效：每晚能睡眠4~6

小时，虽偶有不寐，但不连续超过3天，能自我调节；好转：每晚能睡眠4～5小时，偶有不寐，但不超过连续5天，自我调节差；无效：治疗前后睡眠无明显改善，或能入睡但不足3小时，或偶能睡眠4小时以上，但不能连续7天以上者。

（四）治疗结果

50例，痊愈44例，占84%；显效4例，占8%；好转2例，占4%；无效2例，占4%。

（五）典型病例

例1：李某，女，40岁，教师。2016年10月8日初诊。

主诉：入睡困难1年余。

病史：由于工作压力大，病人丁1年前开始出现夜间入睡困难，入睡后多梦易醒，每晚仅睡2～3小时，且伴心悸、健忘、头晕目眩、身疲乏力。曾长期服用中西药物，疗效不佳。各项检查化验均正常。

现症：失眠，入睡困难，多梦易醒，心悸、健忘、头晕目眩、乏力，面色萎黄。

临床诊断：失眠。

取穴：地仓（双）。

刺法：由地仓向颊车平刺1.3寸。留针30分钟，每日1次。

翌日复诊，比原来多睡2小时，精神好转。针4次后西药减半，睡眠达6小时，头晕显著好转；针6次停药，睡眠6小时，诸症悉除，治疗同前。复针3次停针，1个月后随访未复发。

例2：杨某，男，45岁，初诊2017年3月2日。

主诉：失眠7年，加重1个月。

现症：失眠，多梦易醒，头晕，倦怠乏力，健忘，面色萎黄，食欲不振，食少便溏。

诊断：失眠。

取穴：地仓（双）。

刺法：由地仓向颊车平刺1.3寸。留针30分钟，日1次，留针期间病人诉困，嘱其由坐位改为仰卧位。翌日复诊，睡眠达7小时，食欲好转。一诊之后一直睡眠良好，针刺10次诸症悉除。

（六）讨论

失眠是由各种原因导致大脑皮质长期处于异常兴奋状态，睡眠中枢产生的冲动在皮质受到抑制，使睡眠-觉醒节律紊乱，导致失眠发生。我运用地仓治失眠有如下印象：

（1）立竿见影，多数病人经一次治疗，当天晚上即睡眠好转，常有病人留针期间即犯困，常常有病人经一次治疗后就一觉到天亮，以后治疗中再未失眠。

（2）上午下午针刺，疗效没有分别，不少病人上午针灸时犯困，经一次治疗当天睡眠良好。

（3）以少胜多。临床体会取地仓一穴胜过多穴位的疗效。

（4）取用方便，痛苦小。

（5）效果持久。

（6）初步观察对抑郁症引起的失眠也有效。

从以上可知，地仓堪称失眠第一特效穴。地仓穴下分布有三叉神经的颊支和眶下支，面动静脉的分支或属支，颊车布有耳大神经的分支，面神经下颌缘支的分支。从地仓至颊车穴区域有心经、肝经、胆经、阳明经、冲脉、脑经分布，诸经经过后向上经睛明穴入脑，地仓穴为诸经和脑联系的枢纽穴，故可调脑和诸脏腑的功能而愈失眠。地仓治失眠的机理从其可以治眩晕推测可能与改善脑供血有关；从其对一些交感神经亢进的失眠患者有良效，推测可能与调整自主神经功能有关。此外我的临床实践表明地仓是一个对全身有调整作用的穴位（参见第六章“二、地仓治验”），如治人体各部疼痛，对胃肠功能有调整作用等，这些也是原因之一。

参考文献

[1] 王本正，王月，李志伟．实用刺血疗法［M］．北京：中医古籍出版社，2009：192-195.

[2] 何裕民．中医心理学临床研究［M］．北京：人民卫生出版社，2010：188.

[3] 汪桂清，卫桂娜．针灸治疗抑郁症30例［J］．针灸临床杂志，2006，22（7）：29-30.

[4] 许红，胡振霞，王翘楚，等．针药结合治疗失眠30例［J］．上海针灸杂志，2000，19（6）：19.

第六章

腧穴研究

一、睛明发微

（一）穴名及含义

1. 穴名 “睛明”，宋以前针灸文献多作“精明”，《素问·脉要精微论》曰：“夫精明者，所以视万物”，王冰注云：“精明，穴名也……以近于目，故曰精明”。足证今之“睛明”古作“精明”也。（黄龙祥《针灸腧穴通考》）。

2. 含义睛明意为精气神明。

（1）“精明”之“精”乃精气、精微之意：《灵枢·大惑论》曰“目者，五脏六腑之精也”，又曰“精之窠为眼”。《素问·脉要精微论》将切脉和望诊结合起来，既论切脉要领，又要望眼睛，而眼睛又叫精微，所以篇名叫《脉要精微》。《灵枢·根结》曰：“太阳根于至阴，结于命门。命门者，目也。”杨上善在《太素·经脉标本》“命门者目也”下注说“肾为命门，上通太阳于目，故目为命门。”《素问·上古天真论》言：“肾者主水，受五脏六腑之精而藏之”。《内经》中说肾主藏精，精能生髓，脑为髓海，目系上属于脑。可以看出五脏六腑之精皆上注于目，但肾精与目关系最重要。

（2）“精明”之“明”为神明之意：《灵枢·大惑论》曰：“目者，心使也。心者，神之舍也”，这里的神实为神明之心，即脑之功能。由于心为神之舍，精神虽统于心，而外用则在目，故目为心之使。《素问·解精微论》曰：“夫心者，五脏之专精也，目者其窍也”，指五脏之精气由心来统辖，目为心之外窍。王冰注：“专，任也。言五脏精气任心之所使，以为神明之府，是故能焉。”吴昆注：“精专于心，神发于目。”可见心为神明之府故能统辖五脏精气，目为心之窍，目不仅为藏精之处，亦为神居之所。此处心即脑也，目为脑之窍，睛明居脑窍处。

《素问·脉要精微论》曰：“头者，精明之府，头倾视深，精神将夺矣。”这里精明指的是目，从本段可看出精明是和精神对应的，意同。结合《素问·灵兰秘典论》“心者，君主之官，神明出焉。”那么精明之“明”当作神明解。这从《素问·解精微论》“夫志悲者惋，惋则冲阴，冲阴则志去目，志去目则神不守精，精神去目，涕泣出也”得到印证，可看出目藏精神。

综上所述，精明指的是目，而非指脑。命名含义是精气神明的意思，这和它指目并无矛盾，眼睛也是含精气神的。心主神明而能统辖五脏精气，目为其窍。这里的心为神明之心，实即脑。《内经》中脑只是奇恒之腑之一。《素问·五脏生成》“诸髓者皆属于脑”，《灵枢·海论》“脑为髓之海”，这是当时的科技、医学水平决定的。此后脑学说的发展并没有被纳入《黄帝内经》中医体系的核心内容中。自晋唐开始才有脑与神明相关论述，到王清任时中医对脑的认识已十分接近现代医学对脑的认识了。说心主神明、脑主神明皆可。心主神明是从整体功能的角度对脑主神明的归属，而脑主神明是基于解剖结构上的认识。针灸学中经络所联系的脏腑是解剖脏腑，心主神明落实在解剖脏腑上就是脑主神明。经过以上推演，因此现在可以立论：脑主神明，脑为精气神明之府，其功能反映于眼，故称目穴为“精明”。即大而言之脑为精明之府，小而言之则目穴为“精明”。在此我主张睛明穴的名称应该回归古称“精明”，这样才能表明其功用和重要性。

（二）十经之会

《灵枢·寒热病》曰：“足太阳有通项入脑者，正属目本，名曰眼系，头目苦痛，取之在项中两筋间：入脑乃别阴跻阳跻，阴阳相交……交于目锐（应作内）眦”，“正”有正对、径直的意思，可见目系位于风府穴的正前方区域，即正对印堂睛明穴区域。这里说明精明—目系—风府前后相应，是目系的所在。目系位于睛明穴下。在眼周诸穴中，睛明穴是《内经》中唯一明确记载的和目系相通的穴位，可以说凡是过睛明穴的必入目系，凡是入目系的穴位必经睛明穴。《甲乙经》言其为“手足太阳、足阳明之会”，《铜人》载其为“手足太阳、手足少阳、足阳明五脉之会”，《素问·气府论》王冰注本穴为“手足太阳，足阳明、阴跻、阳跻五脉之会”，《奇经八脉考》载本穴为“足太阳、督脉之会”。综合以上有手足太阳、手足少阳、足阳明、阴跻、阳跻、督脉计八条经脉会于睛明。考《内经》中记载，肝经“上入颃颡，连目系”，心经“其支者，从心系上夹咽系目系”，本人认为肝经过目系必出睛明穴。胃经“胃气上注于肺，其悍气上冲头者，循咽，上走空窍，循眼系，入络脑”（《灵枢·动输》），因此有手足太阳、手足少阳、足阳明、阴阳跻脉、督脉、肝经、心经共十条经脉交会于睛明穴。其他经脉通过表里经、同名经等关系间接经睛明穴入脑。这些经脉联系周身各部，因此睛明穴理论上讲不仅可治脏腑病，也可治周身各部病症，可以说百病皆治。

（三）穴性探讨

1. 睛明为生命之门，可调节人体的生命活动 睛明穴居脑窍处，命门者目也，目是生命之门，睛明穴是脑和身体联系的重要通道，是脑和身体其他部位联系的一个“窗口”，可以说睛明穴是生命之门，可调节人体的生命活动，是头部与脑关系最重要的穴位，头部第一要穴，可治一切脑病、神志病。睛明、百会、风府为脑窍三穴，睛明、风府皆有通脑之通道，百会处矢状缝已闭合，但联系在，故二实一虚。

2. 睛明是联系脑和五脏六腑的枢纽穴 五脏六腑由背俞穴通过膀胱经到达睛明穴经目系入脑。以上可知心经、肝经、胃经、胆经、三焦经、小肠经、膀胱经经睛明穴入脑。心经“其直者，复从心系却上肺”，可见肺经通过心经经睛明穴入脑。肾经“从肾上贯肝膈入肺中……其支者，从肺出络心”，肾经通过肝经、心经经睛明入脑。另外肾经贯脊，行于脊内（实即督脉），督脉在风府穴与足太阳通项入脑者合，入脑乃别阴跻阳跻，阴阳相交……交于目内眦，即睛明穴。脾经“络胃……其支者复从胃别上膈，注心中”，脾经通过胃经、心经经过睛明穴入脑。以上可见五脏皆通过有关经脉经睛明穴入脑。手阳明大肠经通过足阳明胃经经睛明穴入脑。可见六腑皆通过有关经脉经睛明穴入脑。

心由于主神明而为五脏六腑之大主。这落实在解剖脏腑上实为脑之功能，即脑主神明而为五脏六腑之大主。由以上可知，五脏六腑通过经脉皆经过睛明穴入脑，使得脑为五脏六腑之大主的功能得以实现。可见睛明穴是联系脑和五脏六腑的枢纽穴。神脏方立意简明，治效功宏，足可证明。

3. 睛明穴是联系脑和腹脑的枢纽穴 腹脑是消化道，包括胃、大小肠。其腧穴尽在阳明经上，可以说阳明经是腹脑的经脉。睛明穴为十经之会，督脉、胃经交会于睛明穴，即脑经和胃经交会于睛明，脑经腹前支任脉行于腹部正中线上，在神阙穴络胃肠，腹脑与胃经、脑经（即任督，参第七章）关系密切，腹脑通过脑经、胃经经睛明穴与脑联系。

4. 睛明穴是人身第二大穴 人身第一大穴是神阙，主先天。人出生后，脑是人体主宰者，睛明是开脑窍之穴，主后天。

（四）主治探讨

理论上可以说睛明穴百病皆治。具体而言，我推测可治以下疾病：

1. 脑病、神志病 从临床报道知睛明可治中风所致昏迷、肢体不利，癫狂，失眠，嗜睡，癔病，更年期综合征。笔者以之为主治疗各类神志病疗效显著。

2. 脑的经络病，即奇经八脉循行所过病症及主病 奇经八脉是脑经脉系统，据此推断当可治。有待验证。

3. 治与脑相关经脉病症 即手足太阳、手足少阳、足阳明、肝经、心经、肾经联系于脑，故可治这些经脉病症。

4. 脏腑病 从报道可知治中风、心动过速、呃逆。笔者治数例高血压、尿频均有效，以之配伍他穴治疗一例肾病综合征获得显著疗效，治愈2例胃痛病人。其应用范围有待拓宽。

5. 治头面五官病症 从报道可知治鼻塞、面瘫、面肌痉挛。笔者用之治愈3例咽炎病人，其中一例是咽炎伴鼻塞、耳胀的病人，还治愈一例中风失语病人。

6. 调卫气 卫气出入睛明穴。卫气者，所以温分肉，肥腠理，司开合者也。可能对体温、外感病、汗症有调节作用。余治两例感冒发热效捷，治一例更年期汗出多奇效。有待继续观察。

7. 镇痛要穴 其通过调脑神来止痛。临床报道可治头痛、三叉神经痛、腰腿痛、踝关节扭伤，笔者用治牙痛、鼻炎头痛、颈椎病、肾绞痛均收奇效，有待进一步观察。

8. 急救要穴 针灸名家刘德会认为“《内经》中早就有明言睛明是人体的命门，急救可刺命门，命门者目也”，此灼见也。从睛明居脑与人身各部联系枢纽看，也可知其可治急症。从报道知可治卒中、肺咯血、尿崩症、肾绞痛，有待进一步观察。

（五）古今文献

睛明穴主治一切目疾，除此之外尚治：

1. 古代文献 憎寒、目眩（《甲乙经》），恶风、头痛（《急备千金要方》），《邵氏闻见续录》载翻胃针目眦可愈。

2. 现代文献 鼻塞（《新针灸学》），头痛恶寒、夜盲（《针灸学简编》)。

(六)毫针刺法

参“第八章 医话”：睛明穴的定位、解剖、毫针刺法及注意事项。

(七)临床运用

1. 中风所致昏迷、嗜睡、肢体不利

(1)王守平深刺睛明穴治疗中风急性期120例。在按神经内科常规治疗的同时加用深刺睛明穴之法，睛明直刺25mm或至眼眶底，不提插捻转，留针1小时，出针要防止出血。每日1次，10次为1疗程。结果：显效98例(81.7%)，好转20例(16.6%)，无变化2例(1.7%)，有效率98.3%。与日本东菱克栓酶治疗的100例作对照观察，在脑水肿消退、下肢肌力及肌张力恢复方面，两组疗效无统计学意义；但在治疗1次后即刻疗效出现的时间、昏迷、嗜睡恢复情况和远期疗效方面，针刺组优于对照组。[中国针灸，2000,(7)：405-406]

(2)常进阳等报道对108例中风偏瘫病人针刺睛明穴，根据病的反应分为敏感组和不敏感组。观察发现中风偏瘫的治疗效果与针刺睛明穴出现的反应成正相关。因而可以用睛明穴针刺后出现的反应来判断中风偏瘫的预后。[针灸临床杂志，1997，13(4，5)：45]

(3)闫某，女，56岁。2010年8月初诊。主诉：头晕、头胀、头重、嗜睡、不敢下床行走20余天。患者20余天前出现头晕、头胀、头重、嗜睡、不敢下床行走，即在总医院住院治疗，MRI示丘脑、半卵圆中心梗死，住院20余天，毫无效果。求治于余。取穴：睛明(双)，直刺1寸深。当即头清眼亮，诸症悉除。翌日复诊曰一身轻松，头清眼亮。告之已愈。顽疾数日，一次而愈，让余感叹。(笔者医案)

按：跻脉主司睡眠和运动。睛明是跻脉和太阳交会穴，之所以不取申脉、照海而取睛明是因为该患者头部症状明显，睛明穴有很好的开窍作用。

(4)刘某，男，64岁。2016年10月初诊。主诉：中风失语20余日。患者于20余日前患脑中风住院，经救治遗留语言不利，吐字不清。取穴：睛明(双)，直刺1寸。日1次，二诊说话好转，经10次治疗一如常人。(笔者医案)

2. 眩晕 于慧等观察到针刺睛明穴能显著改善颈性眩晕患者椎–基底动脉流速度，为临床运用针刺睛明穴治疗颈性眩晕及扩展睛明穴的主治范围提供了客观依据。[针灸临床杂志，2011，(11)：5]

3. 失眠、嗜睡 梅健寒认为“不寐瞋目，嗜睡瞑目，二跻病也，取睛明都有效，但是病延已久者较差。”(《奇经八脉与针灸临床》)

4. 癫狂 张吉教授取肾俞、睛明、申脉、百会、关元、上星治癫狂虚症。(《经脉病候辨证与针灸论治》)

5. 癔病 《黑龙江医药科学》2002年第5期报道：针刺睛明为主穴治疗癔病15例。主穴：睛明；配穴：癔病性上肢瘫加内关；下肢瘫加申脉；失音加廉泉；意识障碍加水沟。睛明用1～1.5寸毫针严格按照操作要求进针0.5寸深，另一侧同样操作后留针20分钟，同时嘱患者放松肢体反复运动或练习发音。若主穴效果不明显时，再取配穴以2寸毫针快速刺入，强刺激，不留针。结果：均获痊愈。

6. 面瘫 胡某，女，33岁。1987年12月7日初诊。主诉：右侧口眼㖞斜4天。现病史：6天前感右侧耳后、腮部胀痛，即服“板蓝根冲剂”，4天前清晨起床后发现右侧面肌板滞，口眼㖞斜。曾在某医院针刺治疗2次。右侧头痛，梦多，胃纳不佳，大小便正常。检查：现右侧额纹消失，右眼睑闭合不全，口角向左侧㖞斜，鼓腮时口角漏气。舌质红，苔白，中有裂纹，脉沉弦。诊断：面瘫（风寒阻络）。治则：祛风活血通络。治疗：百会、风池、太阳、承浆、足三里、三阴交、合谷、太冲。右侧：颧髎、阳白、睛明、四白、迎香、地仓、颊车。睛明深刺0.8～1.5寸，不留针；地仓透颊车；余穴平补平泻。针刺治疗14次，病已痊愈。(《针灸名家医案解读·程莘农验案》)

7. 面肌痉挛 《针灸临床杂志》2004年第8期报道：针刺承泣、睛明穴为主治疗面肌痉挛38例。主穴：承泣、睛明（均患侧）；配穴：患侧阳白、四白、迎香、地仓，风池（双）、肝俞（双）、合谷（双）、太冲（双）。先针刺配穴，然后再针刺主穴，平补平泻手法，留针30分钟。隔日1次，10次为1疗程。结果：全部治愈。

8. 呃逆

（1）患者，男，42岁，因脑出血收入院2天。入院时已出现呃逆，入院后呃逆加重，呃逆连声，声高气粗，患者烦躁不安，痛苦难忍，一般治疗未能控制。用此法：患者仰卧，闭目，肢体放松，医者站在患者一侧，用一手拇食两指分别用力点按在目内眦的内上方0.1寸处，即睛明穴上，力量逐渐加大并可稍加旋转，用力大小以患者有酸胀感能耐受为宜，指压时间每次2分钟，半分钟内呃逆停止。第2天中午又出现呃逆，再次用此法治疗，呃逆即刻停止。以后住院期间未再出现呃逆，随访2年无复发。[新中医，2007，39（2）：27]

（2）《河南中医》1991年第2期报道：重力按压睛明穴治疗危重病人呃逆6例，均获良效，大多在半分钟左右见效。

（3）王文龙等治呃逆，病人取仰卧位，使用1～1.5寸毫针，常规消毒后快速刺入一侧睛明穴皮下，缓慢进针，针刺深度0.8～1.2寸。静心体会指下的针感并密切注视患者的表情，及时询问患者的针感。得气后留针30分钟，每隔10分钟微微捻转行针1次。起针后用消毒干棉球按压针孔。一般患者进针得气后呃逆即停止，如呃逆复发，次日进行第2次治疗。每次治疗只用一侧睛明穴，两侧交替使用。[针灸临床杂志，1998，14（6）：26–27]

9. 胃痛

（1）一病人患颈项痛，取穴：睛明。治疗过程中述其患有糜烂性胃炎，夜寐胃部疼痛不适有较明显减轻，七诊胃痛消失。（笔者医案）

按：胃经和膀胱经交会于睛明穴，“胃气上注于肺，其悍气上冲头者，循咽，上走空窍，循眼系，入络脑”（《灵枢·动输》），胃经由睛明穴入目系而联系脑，取睛明穴可强化脑主神明，为五脏六腑之大主的职能，胃痛得愈。

（2）杨某，女，67岁，2017年4月初诊。后半夜胃痛10年。十年前因儿子闹离婚生气后出现后半夜胃痛，去年查出浅表性胃炎。刻诊：后半夜胃痛发作，揪着痛，虫咬样，痛得浑身乏力，每晚痛2～3次，疼痛向后背、肩膀、头上窜，腰痛，头晕，精神抑郁，心烦欲哭，多梦易醒，疲乏。取穴：睛明（双），直刺1寸。翌日复诊，针后当天中午睡了2小时，当晚睡了5～6小时，胃痛未作。六诊，诉前一晚仅隐隐痛了1次，未窜。十诊胃痛已愈，睡眠良好，心情有明显好转，结束治疗。（笔者医案）

按：余认为此为癔病，胃经由睛明入目系联系脑，取睛明醒脑开窍愈胃痛。

10. 心动过速　调整心率，针刺睛明穴可减慢心率（《经络腧穴学》）。余亦治一例心动过速、失眠心烦病人，数年之久。经15次治疗，诸症悉除，复巩固10次。

11. 高血压　韩某，女，76岁，2016年4月初诊。患者每当血压升高便觉后背发热、烦躁，近4年每到入冬就咳嗽痰多，一直咳到第2年7月。患高血压10余年，糖尿病40年，左肾萎缩、右肾积水，现积水消退。取睛明（双），直刺1寸。经治1个月血压正常，继续治2个月。其间血压反复3次，每次仅舌下含半片至一片卡托普利就正常了。这次已半月未犯，停针观察。后病人再未应诊。2017年3月复诊，病人反映去年针灸后2个月血压又开始反复，现在吃2片西药，血压为180/40mmHg，症状如前。取穴：睛明、中脘、关元、天枢、五脏原，日1次。针15次后咳嗽痰多痊愈；针20次后改隔日1次；针28次后，停药测血压120/50mmHg；针刺40次后血压130/65mmHg；针50次，血压120/70mmHg，停针。（笔者医案）

按：此方即神脏方简化方。通过调脑、五脏六腑而愈高血压。

12. 肺咯血　高镇五于民间学得针刺睛明穴治疗肺咯血，他认为“睛明”穴是足太阳膀胱经腧穴，其经脉循行“入络脑”，而脑乃元神之府，针刺“睛明”穴具有宁神镇静作用。神静则血宁，故有治肺咯血之功效。其以睛明为主，尺泽、列缺为配穴，临床治愈一例支气管扩张咯血的病人，操作手法：睛明用直径0.28mm的细毫针，迅速入皮后缓缓刺入1.4寸，得气感应稍弱，留针20分钟，尺泽、列缺二穴用平补平泻法，得气感应中等，间歇动留针20分钟。（《当代中国针灸临证精要》）

13. 尿崩症

（1）马瑞寅深刺睛明穴治疗垂体肿瘤尿崩症，睛明穴于内眦直上2分处取之，不要向内偏，针尖轻轻压入皮肤，然后缓缓直入，不能提插捻转，不作温针电针，深刺2.5寸左右，留针30分钟，再轻轻将针垂直拔出。尿崩症是由于脑垂体后叶抗利尿激素分泌不足而引起的。垂体位于蝶鞍中，蝶鞍深处中颅凹，要用针刺来影响它，只有深刺睛明才可以达到蝶鞍前缘，才能较多地影响垂体的功能。果然深刺睛明穴后收到了意想不到的效果，小便次数减少到4～5次。（《名医针灸精华·马瑞寅》）

（2）梅健寒等认为尿崩症初期，燥热为主，阴虚次之，刺睛明效佳；后期，阴虚为主，燥热次之，刺睛明效差。足太阳脉属膀胱络肾，病初期属膀胱，后期属肾，故疗效各异也。（《奇经八脉与针灸临床》）

14. 遗尿

（1）《浙江中医杂志》1986年第8期报道：针刺睛明穴治疗遗尿65例。

按眼部针刺常规严格操作，留针20～30分钟。每日1次，10次为1个疗程。经过2个疗程的治疗，痊愈50例（76.9%），好转11例（16.9%），无效4例（6.2%），有效率93.8%。

（2）功能性遗尿，针刺睛明穴，缓慢刺入0.5～1寸，得气后留针20～30分钟。（《经络腧穴学》第2版）

（3）董敖齐治本病，病者仰卧位或仰靠坐位；闭目，常规消毒局部皮肤后，医者左手轻推眼球向外侧固定，右手持针沿眼眶内缘缓慢刺入0.5～0.8寸（若进针时针下有阻碍或者有痛感时，要立即退针少许，稍变换方向再刺入），得气后留针20～30分钟，一般不捻转、不提插，出针后用棉球按压局部片刻，以防出血。尚可根据病情酌配其他穴位。隔日针刺1次，10次为1疗程，休息10天再行第2疗程。共治168例，痊愈148例，好转17例，无效3例。[浙江中医杂志，1996，（1）：38]

15. 类风湿晨僵、尿频、头晕等 李某，女，64岁。2016年4月6日初诊。因上肢痛，手指有晨僵现象，头晕，早上腹胀，失眠，有时憋醒，肢端烂，尿频，腰痛，膝痛，打呼噜而就诊。该病人患有高血压、糖尿病、类风湿、脑梗、肾结石、颈椎病、心动过速。余的方案是先针睛明10次（睛明有整体调理功能，可治颈椎病、头晕、失眠、膝痛、腰疼、心动过速等），刺法：睛明直刺1寸深。一诊后上肢痛减轻，三诊后上肢疼痛消失。六诊后头晕消失，血压降低，睡眠明显见好，晨僵现象已无，走路轻快，尿频改善明显，由原来夜间7～8次减少到3次。七诊病人诉眼睛明显模糊，我记得有书中载耳尖放血对视力模糊有立竿见影之效，而且耳尖放血有整体调理作用，也治诸痛、失眠、高血压、头晕等，便为她放了血，果然当时病人说看东西几近如常。又令其躺下，为针合谷、光明。针后病人竟说可看清屋顶的斑点，比原来还好。我想眼睛模糊可能是针灸有降压作用，病人又未减药使然。针到第8次，病人说原来从颈部到手都麻，现在仅上臂中段到手麻。病人清明回老家，治疗暂停。（笔者医案）

按：经治类风湿多例，睛明穴对类风湿的晨僵有明显效果。本例也证明对尿频有效。

16. 头痛

（1）范某，男，45岁，2016年4月初诊。主诉：后头部疼痛不适8年余，患者8年前后头部外伤后遗留疼痛不适感，遇风加重。刻诊：后头部疼痛不适，膝痛，腰痛。针睛明（双），浅刺皮下两三毫米，针尖略偏上，

稍微捻转。病人感到后头受伤处有“千军万马”奔腾之感，腰背、下肢、膝有疏通之感。8次诸症皆除。（笔者医案）

按：后头为太阳所过，故取睛明为治。

（2）鼻炎头痛案。刘某，女，33岁。2003年初诊。主诉：头痛，鼻塞，流涕10年。患者10年前患鼻炎、鼻窦炎，曾经手术治疗，效果不佳。刻诊：鼻塞，流浊涕，前额痛，后枕部、风池完骨部位痛。取穴：印堂、迎香、风池、百会、合谷、足三里。七诊时，头痛无减，加睛明（双）。翌日复诊，头痛病去大半；十诊头痛全无，鼻塞流涕也显著好转；十四诊，诸症全无。巩固5次停针。（笔者医案）

按：睛明可治各部头痛，又位于鼻根部可治鼻病，故用之最宜。

17. 三叉神经痛 《针灸金方》（杨医亚）头痛第十六方载，三叉神经第一支痛取睛明，睛明直刺2寸深。

注：睛明刺2寸有刺伤颅脑的风险，没有掌握操作技术的请勿试，睛明穴以不用手法为妥。另外睛明是否要刺2寸也值得研究，此方备于此仅供参考。

18. 五官病

（1）牙痛：程某，女，63岁，2017年3月初诊。牙痛3天，取穴：睛明（双），直刺睛明1寸深，当即痛止，3次而愈。（笔者医案）

按：牙痛属阳明病，足阳明由睛明入目系联系脑，取之既可疏通阳明，又可调神止痛。

（2）咽炎：刘某，男，60岁，2017年3月初诊，主诉：咽痒咳嗽月余。患者曾患感冒，愈后出现咽痒咳嗽。取穴：睛明（双），直刺睛明1寸深，留针期间自觉好转，未咳嗽，6次而愈。（笔者医案）

按：睛明为手足太阳、手足少阳、足阳明、阴阳跻脉、督脉、肝经、心经十经之会，其中足阳明、肝经、心经循行皆过咽喉，故可治咽喉病。

（3）鼻塞、耳胀、咽痒咳嗽：宋某，男，60岁，2017年3月初诊。咽痒咳嗽，鼻塞、耳胀月余。曾患鼻炎。取穴：睛明（双），直刺1寸。一诊后明显诸症减轻，6次治疗后诸症消失，停针。（笔者医案）

按：耳目为宗脉所聚，睛明穴又位居鼻根部，故可治鼻塞、耳胀。

19. 更年期综合征 刘某，女，64岁。2016年4月初诊。主诉：更年期汗出、失眠、烦躁16年。刻诊：每天汗出十余次，失眠，烦躁，每晚仅睡2～3小时，甚至彻夜不眠。取穴睛明（双），刺法：直刺1寸，每日1次。三诊睡眠好转，汗出次数及量减少。五诊睡眠已正常，汗出每天四五次。八诊诸症消失，停针。（笔者医案）

按：睛明穴为联系脑和五脏六腑的枢纽穴。取睛明穴一方面，可强化脑主神明，为五脏六腑之大主的职能，使各脏腑功能互相协调，彼此合作。另一方面，各脏腑的功能旺盛，化生气血充足又可充养脑髓，则脏腑安，神志清，病乃愈。

20. 颈椎病 张某，女，50岁，2014年8月初诊。主诉：颈椎病2年余。刻诊：头痛头晕，颈项痛，右上肢痛。取穴睛明（双）。当即诸症减轻，10次而愈。（笔者医案）

按：睛明为手足太阳、足阳明之会（《甲乙经》），此三经循行于颈项部，睛明穴对颈椎病之项部痛、僵硬、头晕、肢痛麻木有显著疗效，比听宫好。

21. 肾绞痛 孙某，男，60岁，2003年初诊。肾绞痛，呻吟不已，取穴：睛明（双），直刺0.5寸，当即痛大减，2分钟痛消失。（笔者医案）

22. 肾病综合征 李某，男，55岁，2017年3月初诊。患肾病综合征8年，曾服用中西药物治疗，效果不显，愈加严重，故来我处治疗。刻诊：尿少浮肿，以脸、手、下肢为明显；睡醒后全身关节痛，活动后痛消失。四肢无力，入睡困难，心情抑郁，表情淡漠，足不出户，不愿意和人交往，对任何事情均不感兴趣。肌酐420 μmol/L，尿酸500 μmol/L，有高血压、高血糖、高脂血症。诊断：肾病综合征，抑郁症。治疗取穴：睛明、百会、风府、中脘、关元、天枢、中极、太冲、太白、太渊、神门。刺法：睛明直刺1寸深，余穴皆常规刺法。翌日复诊，针后第2天上午小便2次，每次100ml，24小时尿量已达2000ml，睡眠很好。病人家属反映第1次针灸后路上病人哼着歌。四诊：未吃降糖药血糖5.6mmol/L（针刺前服用降糖药，血糖正常），血压125/75mmHg。十诊：睡眠良好，浮肿明显减轻，四肢无力、关节痛消失；肌酐381.3 μmol/L，尿酸551 μmol/L。二十诊：浮肿仅面部、眼区尚有，余皆消尽；肌酐384 μmol/L，尿酸513 μmol/L；病人乐于和人交往，喜歌唱，抑郁症已愈。经30次治疗浮肿尽消，诸症悉除。肌酐340.5 μmol/L，尿酸568 μmol/L。自感精力充沛，后因故未来应诊，治疗中断。（笔者医案）

按：足少阴之脉“其直者，从肾上贯肝膈，入肺中……其支者，从肺出络心注胸中”。手少阳之脉“……下膈，循属三焦”，分布于肾、膀胱。督脉“贯脊属肾”“……属脑”，肾通过督脉与脑相通。冲脉“与少阴之大络起于肾，下出气街”（《灵枢·动输》）。带脉《灵枢·经别》“足少阴之正……上之肾，当十四椎出属带脉”。脾经“从胃别，注心中”，通过心经与肾相通。以上可知与肾相关的脏腑经脉为：心、肝、脾、肺、膀胱、脑、冲脉、带脉。肾之功能由这些脏腑经脉决定。调脑取睛明、百会、风府，调心、肝、脾、肺取各脏的原穴，取中极意在脏病治腑，中脘、关元在脑经上且位腹脑所居之地。《素问·举痛论》“冲脉起于关元”，关元穴可调冲脉，取天枢调带脉。上方实为神脏方减膻中、太溪加中极。此余运用经络学说结合控制论又一显效案例，全方与调肾有关的穴位仅关元一穴，然效果奇佳。

23. 睡眠呼吸暂停综合征 刘某，男，45岁，2017年12月5日初诊。主诉：夜间打鼾。现症：白日嗜睡，夜间打鼾，鼾声如雷，影响四邻。常因憋气而惊醒，乏力精神萎靡。遇凉则腹泻。以神脏方简化方治之。取穴：睛明、中脘、关元、天枢、太冲、太白、太溪、太渊、神门。刺法：睛明直刺1寸深，余穴皆常规刺法。隔日1次，一周3次。经1次治疗鼾声大减，声音低沉，憋气现象明显减少，腹部觉暖。经2次治疗，自觉周身轻松。经5次治疗，白日嗜睡明显减少，无憋醒。经10次治疗诸症悉除，白日精神饱满。（笔者医案）

按：睡眠呼吸暂停综合征，余用神脏方简化方治疗10余例，收到立竿见影之奇效。均经1次就有显著改善，经7～20次均获痊愈。

24. 多囊卵巢综合征 罗某，女，28岁，2017年7月初诊。患者自2011年4月自然流产后，出现月经不调，周期紊乱，停经3个月，最长达4个月。近2年40余天行经1次，此间一直服用中西药治疗，无效。B超检查，双侧卵巢可见大于10个囊性暗区，经华油总医院确诊为多囊卵巢综合征。现症：月经四十余天1次，经期1～2天，月经量少，经前腰疼明显，腰腹发凉，肥胖，失眠，乏力，周身沉重。诊断：月经不调（多囊卵巢综合征）。

以神脏方简化方治之。取穴：睛明、中脘、关元、天枢、太冲、太白、太溪、太渊、神门。刺法：睛明直刺1寸深，余穴皆常规刺法。隔日1次，一周3次。经1次治疗，身体觉轻松，头目清醒，当天睡眠正常，每次行针期间病人觉腰腹发热，经17次治疗经期至，月经正常，经期5天。身体诸

不适症状已无，又针灸6次，病人因故中断治疗，不知其详。（笔者医案）

25. 感冒发热 刘某，男，20岁，2017年6月初诊。主诉：恶寒发热3天。现症：咽痛，咳嗽，口腔溃疡，体温38℃。取穴：睛明（双），刺法：毫针直刺1寸。当即咽痛消失，周身不适消失，当晚10点体温36.4℃。（笔者医案）

按： 治疗两例效均捷，有待继续观察。

26. 腰痛 张世雄教授讲可治腰痛、腰扭伤。

27. 坐骨神经痛

（1）《针灸学报》1990年第1期报道：针刺睛明、听宫治疗坐骨神经痛52例。取同侧睛明、听宫穴，常规针刺。起初每日1次，3天后改为隔日1次，10次为1个疗程。经1～3个疗程治疗，痊愈31例（59.6%），显效12例（23.1%），好转8例（15.4%），无效1例（1.9%），有效率98.1%。

（2）沈钦彦治本病，患者仰卧或正坐，下肢外侧疼痛者属足少阳经取瞳子髎，下肢后侧疼痛者属足太阳经取睛明；后侧、外侧都痛者取睛明。取患侧穴位，用28号0.5～1寸毫针，睛明穴沿眼眶边缘垂直进针0.3～0.5寸，小幅度进针，而后出针，并立即用干棉球按压3～5分钟，以防出血。瞳子髎向外平刺0.3～0.5寸，可中幅度或大幅度行针。每日针1次，7次为1疗程。治疗150例，总有效率100%。[中国针灸，1992，12（4）：29]

（3）徐以经等治疗本病，取睛明、至阴、瞳子髎、足窍阴（均患侧），根据疼痛部位分经选足太阳经首尾穴或足少阳经首尾穴，穴位行常规消毒，两名医者合作，一名站在患者的头部，右手持针，左手食指掐住首穴，另一名站在患者的足部，右手持针，左手食指掐住尾穴。然后喊一声“刺”，两人同时将针刺入穴位，其深度为0.5寸，再轻捻转5分钟候气，但捻转幅度不能超过180°，勿行提插捻转。留针20分钟，行针2次，出针后针眼行补法，用干棉球按压5分钟即可，每天针1次，5天为1疗程。本组共80例，痊愈77例，有效2例，无效1例，总有效率为98.8%。本刺法对原发性坐骨神经痛效果最佳，对继发性则效果较差。[国医论坛，1988，（2）：39]

（4）陈乃明教授用睛明穴治一患坐骨神经痛久治不愈，多年来头部怕冷怕风的病人。针后疼痛即明显减轻，如法继针数次，不仅疼痛全无，头部怕冷的症状也随之消失。（《一针疗法》）

（5）张世雄教授治一患坐骨神经痛女病人，先用常规取穴，因病起是先腰后腿，腰腿均疼，故取秩边、环跳、委中等，无效。隧改用睛明，病人可坐，但到一定程度就疼，再针天柱穴，共3~4次即愈。（张世雄讲座）

28. 踝关节扭伤 陈大隆等治本病，患者闭目端坐，消毒双侧穴位皮肤后，医者用左手轻推眼球向外侧固定，右手持30~32号1寸毫针，缓慢直刺入0.3~0.5寸，不宜作大幅度的提插捻转手法。针毕后，令患者睁眼行走，或站立足趾抵地上使患踝做旋转运动，幅度由小到大。若10分钟后仍有疼痛，可在睛明穴上方加刺1针，或把针提至皮下针尖稍向上斜刺，作刮柄手法，然后再令患者做如上活动，留针30分钟。出针时按压针孔片刻，以防出血。治疗间隙嘱患者回家用艾条悬灸患处，每日1次。共治18例，1次治愈者3例，2次治愈者5例，3次治愈者8例，4次治愈者2例。[针灸临床杂志，1998，14（7）：43]

二、地 仓 治 验

地仓穴出自《黄帝明堂经》，一名胃维。手足阳明、任脉、跻脉之会（《针灸聚英》）。穴名释义：仓，从食者，口象形，穴在口吻旁四分，隐含在口旁之意。脾主口，脾气通于口；脾属土，土，地之体也；又脾胃者仓廪之官，故曰地仓。（《经穴释义汇解》）

（一）文献记载

1. 主口缓不收，不能言语，手足痿躄不能行。（《黄帝明堂经》）

2.《针灸聚英》主偏风口㖞，目不得闭，脚肿，失音不语，饮水不收，水浆漏落，眼瞤动不止，瞳子痒，远视䀮䀮，昏夜无见。

3. 狐惑伤寒满口疮，须下黄连犀角汤；虫在脏腑食肌肉，须要神针刺地仓。（《肘后歌》）

4.《铜人腧穴针灸图经》：失音，牙车疼痛，颔颊肿，项强不得回顾。

5. 面神经麻痹或痉挛、三叉神经痛、语言障碍、口裂诸肌和眼部诸肌的痉挛等。（《新针灸学》）

6. 睑闭不全，眼睑瞤动不已，饮水不收，流涎，口唇斜，破伤风，腹痛，胃脘痛，三叉神经痛等（《针灸学简编》）。有疏风活络，扶正镇痛作用。

（二）地仓治验

1. 拇指食指麻木

李某，女，45岁。2016年4月初诊。

主诉：左手拇食指麻木2年余。

取穴：地仓（右）。经1次治疗显著减轻，7次而愈。

按：手足同名经同气相通之故。

2. 视疲劳

肖某，女，45岁，教师。2016年7月15日初诊。

主诉：双眼疲劳1年余。

取穴：地仓透四白（双）。

操作：30号1.5寸针由地仓透刺四白。

经1次治疗明显好转，4次治疗痊愈。

按：取地仓透四白治视力疲劳有近乎神奇的效果，立竿见影，可数次而愈。对视物模糊也有效。

3. 头风怕冷

（1）于某，女，40岁。2016年6月15日初诊。

病史：2年来每遇风则太阳穴处痛。

取穴：地仓（双）。

针刺1次效显，7次治疗痊愈。

（2）韩某，女，60岁。2016年6月19日初诊。

主诉：头怕凉怕风1年。

病史：头晕30年，20年前头受外伤后出现头胀，近1年出现头怕凉怕风，凉时或遇风则胀、晕加重。

取穴：至阴。

经8次治疗怕凉明显减轻。

九诊取穴：地仓（双），捻针时，病人有发热感，头感觉轻松舒适。

针刺23次后头怕凉怕风已不明显，晕显著减轻，加太冲。复针治7次，晕基本愈，头风怕冷已愈。头胀偶作。

按：地仓穴治头风怕冷有显效；治遇风太阳穴痛数例立竿见影，数次而愈。可见地仓穴有祛风散寒之效。

4. 面瘫

李某，女，35岁，2016年9月10日初诊。

主诉：口眼㖞斜3天。

现症：左额纹消失，左眼闭不合，口㖞向右侧。

取穴：地仓（健侧）。

刺法：向颊车方向刺1.3寸。运用提插捻转泻法推送经气，行针1分钟。

行针过程中额纹明显出现，眼睛闭合明显好转，病人告之先是手心感到很热，继之后背明显发热汗出，接着面部汗出，最后下肢也发热。留针30分钟，5次而愈。

按：《玉龙歌》有“口眼㖞斜最可嗟，地仓妙穴连颊车”，古之人不余欺也。关键是刺之不宜深，急性期取健侧有立竿见影之效，个人观察该穴对眼、额纹的作用比对口的作用大。

5. 急性咽痛

李某，女，17岁，2016年9月10日初诊。

主诉：咽痛1周。

取穴：地仓（双），泻法。当即痛止，针刺3次痊愈。

按：地仓透颊车治急性咽痛立竿见影，疗效显著。此足阳明经循行经过咽喉之故。

6. 胃病

（1）贺某，女，20岁，2016年9月10日初诊。

主诉：食后胃胀2月余。

病史：患者素有胃炎。

取穴：地仓（双）。

四诊病人诉胃部觉舒。八诊症状消失，余治疗数例胃胀皆效。

（2）大人的消化不良、食欲不振有效。

按：此循经下病上取之法。

7. 脾经小腿中段痛

高某，男，35岁。2016年7月10日初诊。

主诉：左侧小腿内侧痛半月。

查：小腿内侧上半部脾经线上阴陵泉至小腿中部痛。

取穴：地仓（左）。1次几近消失，2次痊愈。

按：此表里经选穴法。

8. 乳突周围部位痛

（1）李某，男，30岁。2016年6月10日初诊。

主诉：左耳后完骨部位疼痛月余。

取穴：刺地仓（左）。当即疼痛消失，2次而愈。

（2）李某，女，30岁。2016年8月11日初诊。

主诉：转头则右风池部位痛1月余。

取穴：同侧地仓，针刺后令转头。当即痛消失，2次而愈。共治疗3例以风池、完骨、乳突部疼痛的病人，均获捷效。

按：此为前后对应取穴法，为后病前取。

9. 颈项肩背部病症

（1）许某，男，50岁。2016年8月20日初诊。

主诉：颈项部强痛3日。

病史：3日前晨起觉颈项部强痛，未经治疗，今日症状仍未缓解。

现症：前后仰、左右转皆疼痛、受限。

治疗：取内关、听宫等穴不效，刺地仓却有显效。2次而愈。

按：地仓治落枕立竿见影，疗效佳。对于用其他穴无效的顽固的落枕可轻松取得明显效果。

（2）一病人颈椎病，脖子转动不灵多年，足跟痛，经针刺地仓十余次转动如常，足跟痛亦消失。

（3）石某，女，30岁。2016年4月1日初诊。

主诉：左上肢沉重麻木酸痛无力，项后仰时痛2月余。

取穴：地仓（双）。

起针时上肢明显轻松，仍麻木，酸痛减轻，后项部症状几无，8次而愈。

（4）江某，男，46岁。2016年4月20日初诊。

主诉：颈肩部痛1年余。

病史：1年前患颈椎病。

现症：眩晕，颈肩部痛，缺盆部痛。

取穴：地仓（双）。当即双眼放亮，诸症消除。7次而愈。

按：地仓治颈项病症的机理：①阳明经和太阳经相通，交会于睛明穴，地仓有疏通阳明、太阳经之功。②地仓对应项部，为后病前取之法。

（5）李某，女，67岁，2012年12月3日初诊。

主诉：肩背部疼痛半年。走路向右侧倾斜，不能自主10年。

现症：双肩臂疼痛，脊柱1～3胸椎痛。走路向右侧倾斜，不能自主。

取穴：地仓（双）。

针后病人反映出现头部发热，从头经胸至足有疏通之感。腰背发热汗出，下肢前后亦觉轻松，有周身轻快舒适之感。十诊后走路向右侧倾斜现象消失，十五诊诸症悉除。患者云，从二诊以后均有前述感觉，只是程度没有第一次明显。

按：临床观察地仓穴对于项痛、缺盆部痛、颈肩结合部痛、肩井部位的疼痛，颈椎病颈项部强硬有效。对于颈性眩晕有显效。

10. 腰痛

（1）杨某，女，50岁。2016年6月20日初诊。

主诉：晨起腰部僵硬疼痛3个月。

取穴：地仓（双）。

经1次治疗明显减轻，经4次治疗痊愈。

（2）某女，65岁。2016年6月21日初诊。

主诉：腰部拘急疼痛活动受限1周。

病史：1周前搬重物出现腰痛。

现症：腰部拘急疼痛。

治疗：针灸内关透外关、后溪、天柱、听宫皆不效。针地仓（双），疼痛显著减轻，5次而愈。

（3）李某，女，65岁。2017年5月初诊。

主诉：左腰痛3天。

病史：3天前不明原因腰痛，昼轻夜重。

取穴：地仓（右）。3次而愈。

（4）黄某，女，78岁。2017年5月初诊。

主诉：腰痛10年，膝痛近20年，失眠5年余。

病史：患者10年前出现腰痛，表现为弯腰则起身困难。膝盖痛，8年前出现软腿现象。

取穴：地仓（双）。

经13次治疗，腰痛、弯腰则起身困难现象几近消失，睡眠良好，每晚可睡6个小时。软腿现象由原来一天出现3次，减少到2～3天出现一次。经20次治疗，腰痛有反复，但比针刺前有显著好转，后经加取腰部和膝部局部穴又治十余次痊愈。

按：阳明行于腹，太阳行于背腰，阳明经和太阳经相通，交会于睛明穴，地仓有疏通阳明、太阳经之功。故可治腰痛，背痛。

地仓对晨起腰僵硬疼痛效显；急性腰扭伤疗效显著，尤其是对于用其他穴无效的顽固腰扭伤可轻松取得明显效果。对腰椎间盘突出仅表现为腰臀部疼痛的效果满意。

（5）杨某，男，45岁。2016年6月21日初诊。腰突症1年。

现症：双侧腰臀部痛。

取穴：地仓（双）。

当即症状消失，8次而愈。

（6）梁某，男，47岁。2016年9月25日初诊。

主诉：腰痛3年，加重3天。

病史：3年前患腰突症，时好时坏。CT：腰4–5突出。

取穴：地仓（双）。针刺1次后痛消失，仅觉腰臀部疲劳，7次症状消失，10次停针。

11. 腰腿痛

李某，男，47岁。2016年10月18日初诊。

主诉：腰腿痛1年，加重1周。

1年前出现腰腿痛剧，经骨科检查确诊为腰椎间盘突出。CT：腰4–5突出。

现症：左侧腰腿痛不可忍。

取穴：左地仓（双），采用地仓双针法，地仓透颊车，地仓透人中。

当即痛大减，面容舒缓，五诊后显著好转，病情稳定，又针灸5次停针，仅遗留小腿部轻微不适。

按：地仓治腰腿痛的机理：阳明、太阳相通，地仓可调太阳经。地仓双针法有很强的镇痛作用，数次可使痛不可忍的腰突症病情稳定。

12. 臀痛

（1）孙某，女，76岁。2016年7月25日初诊。

病史：臀部痛1年，肩后部痛1个月。

取穴：地仓（双）。

经14次治疗几近痊愈。

（2）季某，女，26岁。2017年6月18日初诊。

主诉： 臀部疼痛8个月。

病史： 两年前患甲状腺功能亢进。

现症： 坐7～8分钟臀部即痛如针刺，易怒，乏力，失眠。

取穴： 地仓（双）。

针刺后当即疼痛明显减轻，7次治疗疼痛明显减轻，8次治疗失眠已愈。十一诊病人反映近几天有反复，经20次治疗臀痛愈，睡眠佳，精神足，脾气明显好转，停针。

按： 地仓穴对足太阳经痛症效果显著，臀部为太阳所过，故效。

13. 腿肚麻胀

刘某，女，50岁。2016年10月18日初诊。

病史： 小腿委中至承山部位麻、胀、酸数月。

取穴： 地仓。当即症状消失，4次治疗痊愈。

临床体会地仓对于小腿肚的症状比膝部症状效果快捷。

14. 足跟痛

杨某，男，40岁。2016年11月28日初诊。

主诉： 左足跟痛2月余。

取穴： 地仓（右）。当即痛消失，1次而愈。

按： 地仓治足跟痛，可针到痛止，对于骨质增生是否可治愈有待观察。

15. 足心凉

吕某，女，55岁。2016年4月30日初诊。

主诉： 足心凉2年。

取穴： 地仓（双）。

刺法： 向颊车刺1.3寸，不用手法，顿觉后背发热、足心发热，8次而愈。

按： 地仓治足心凉，可当即足心出现热感。

16. 股外侧皮神经炎

张某，男，65岁。2016年7月16日初诊。

主诉： 左侧大腿前外侧麻木2年余。

诊断： 股外侧皮神经炎。

取穴： 地仓（左）。

当即麻木消失，6次愈。病人说有流涎的毛病，取公孙、太白，8次愈。病人要求治嗜睡，取攒竹透睛明，7次愈。

按：股外侧皮神经炎，余以地仓治数例，皆立竿见影，数次而愈。

17．畏寒怕冷

（1）褚某，女，63岁。2016年8月25日初诊。

主诉：脚后跟发凉13年。

现症：像冷风往里进，痛苦不欲行，热天家中穿棉鞋觉冷甚。眼睛疲劳，头晕，怕吃凉东西，口腔溃疡，喝羊奶粉出现牙肿痛，吃荔枝出现面肿、牙肿痛。

取穴：地仓透颊车（双）。

刺法：平刺，提插捻转，施平补平泻手法2分钟。病人反应手发热，继之后背发热汗出，最后下肢、两足发热。

十二诊，头晕消失。十四诊因诉视力疲劳加地仓透四白（双），经一次针灸，2天没出现视力疲劳，又针2次地仓透四白视疲劳消失。第十八诊，家里穿棉鞋不觉冷，脱鞋半小时亦不觉冷。胃凉较前明显减轻，经27次治疗诸症悉除。

（2）刘某，女，53岁。2016年9月30日初诊。

主诉：周身怕冷，下肢明显，膝痛7年余。

取穴：地仓（双）。

每针后5分钟左右，周身发热汗出，从第15次开始每次针后20分钟开始周身发热汗出，针灸至第25次，周身怕冷好了十之七八，膝痛显著好转。后中断治疗。

（3）李某，女，55岁。2017年5月初诊。

主诉：腰冷痛10年，腿冒凉风。

病史：患者十余年来一年四季都感到腰冷痛难忍，腿冒凉风。

取穴：地仓（双）。

经15次治疗腰冷痛消失，腿冒凉风也显著好转。经30次治疗仅觉有轻微发凉症状，停针。

按：地仓有补肾、温阳益气之功。

（4）牛某，女，48岁。2016年8月20日初诊。

主诉：上肢、背部、腰、下肢发凉2年。

取穴：地仓（双）。日1次。

经14次治疗，仅觉左下肢外侧、双上肢外侧无变化，余无不适。背部、双下肢前侧已无不适。

18. 头晕

（1）韩某，女，16岁，2016年4月30日初诊。

主诉：头晕、乏力，劳累后加重2年。

取穴：合谷、足三里、三阴交。8次治疗后有明显效果。后改针地仓（双），治疗1次，晨起不晕了，白天亦明显减轻，又针刺6次痊愈。病人诉地仓效果比原方法好，每次针后感觉立刻眼睛放亮。

按：余治疗数例，证明地仓穴对气血虚所致眩晕疗效显著，且立竿见影。表明地仓有健脾升清之功。

（2）刘某，女，68岁。2017年7月30日初诊。

主诉：头晕7年。

病史：患糖尿病17年，高血压病7年。

现症：头晕，心慌，尿急、尿频，白天10余次，夜间10余次，血压160/90mmHg，心率98次/分。空腹血糖23mmol/L，服用硝苯地平1片/次，日2～3片。二甲双胍2片/次，日3次。

取穴：地仓（双）。

经1次治疗心慌消失，停服美托洛尔。经4次治疗心率89次/分，经8次治疗夜尿2次，经11次治疗白天排尿4～5次，经16次治疗心率67次/分，血压120/70mmHg，停用盐酸贝那普利。二十诊血糖6.2mmol/L，患者每日仅服用硝苯地平1片/次，日1次。二甲双胍2片/次，日1次。胰岛素针日2次。病人反映有一身轻松之感，治疗期间经常要求延长治疗期限。

按：治疗数例高血压病人，表明地仓有调节血压、心率作用，治疗几例尿频患者，疗效亦佳。

19. 糖尿病

张某，女，44岁，2012年12月1日初诊。

主诉：口渴多饮，易饥，多尿。

病史：患者自觉口渴多饮、易饥，多尿已5年，初发时在某医院诊断为2型糖尿病，高血压病20年。

现症：口干欲饮，多食，多尿，白日6～7次，饮后20～30分钟即排尿，夜尿4～5次。乏力，失眠，空腹血糖12mmol/L，血压160/95mmHg。

取穴：地仓（双）。

经8次治疗失眠痊愈，经26次治疗，食欲下降，饭量正常，乏力感消失，尿频消失。空腹血糖8mmol/L，血压140/95mmHg，治疗结束。

20. 感冒

（1）陈某，女，23岁，2016年4月14日初诊。

主诉：感冒，咽痛，鼻塞，浑身乏力，头发懵3天。

取穴：地仓（双）。

当即咽部轻松，咽痛消失，鼻塞减轻。捻转2分钟，双上肢、后背、下肢相继发热，最后全身发热汗出，鼻塞除，头脑清醒，一身轻松。三诊：周身无不适感，咽痛减轻，尚有轻度鼻塞，针刺后当即咽痛除，鼻塞减轻。经过4次治疗痊愈。病人很高兴，言说以前感冒一般半月才愈。

（2）刘某，男，9岁。2016年6月14日初诊。

主诉：感冒2天。

主诉：头晕、腹泻，体温39℃，精神不振。

取穴：地仓（双）。捻针1分钟，汗出，留针30分钟。

起针时精神振作。翌日复诊，家长代述针后当天下午体温37℃，晚上已经36℃，腹泻显著好转，复针1次痊愈。

（3）李某，女，35岁。2016年10月19日初诊。

主诉：感冒发热4天。

现症：鼻塞，恶寒发热。

取穴：针地仓（右），捻针取汗，当即鼻塞除，发热汗出，左半身发热甚，渐渐右半身亦发热。翌日病愈。

（4）张某，女，17岁。2016年7月初诊。

主诉：恶寒发热5天。

现症：周身不适，嗓子痛，鼻子不舒服，流涕。

取穴：地仓（双）。

刺法：提插捻转手法1分钟，自述后背发热汗出，接着头部汗出，手心汗出。当即鼻塞除。翌日复诊，咽痛消失，一侧鼻塞，喷嚏减少。无梦，睡眠很好，病人平时多梦，眠差。又针2次痊愈。

按：地仓治感冒，疗效显著，立竿见影，针后周身汗出，经治十余例皆经1～3次而愈。对感冒咽痛可针到痛止。感冒鼻塞流涕可立解。

21. 失眠

（1）廖某，女，18岁。2016年10月12日上午初诊。

主诉：失眠2年余。

现症：多梦易醒，白天乏力。

取穴：地仓（双）。针后不久即犯困，自己由坐位起身躺在床上，不久即入睡。嘱其以后卧位治疗。

翌日复诊，当晚无梦，9点入寝一觉睡到早6点。针刺8次停针。从第1次治疗后再未失眠，治疗过程中，病人每次针后即入睡。

（2）于某，女，44岁，2016年10月10日初诊。

主诉：失眠多梦易醒数年。

取穴：地仓（双）。

经1次治疗当晚无梦，9：30入寝，一觉睡到第2天早7点。

共治疗10次，自第1次治疗后睡眠一直很好，病人反映针灸后一身轻松，步履增快。

（3）程某，女，46岁。2016年3月20日初诊。

主诉：失眠2月余。

现症：仅能睡2～3小时，咽痛1周。

取穴：地仓（双）。

经1次治疗后咽痛大减，睡眠明显好转，当晚睡眠8小时。继针3次停针。

按：临床观察地仓穴对于各种类型失眠疗效均佳，对多梦、易醒类型的失眠效果尤著，堪称失眠第一特效穴，常常立竿见影，强于他穴。

22. 帕金森综合征

赵某，男，80岁，2017年10月25日初诊。

病史：患帕金森综合征20年。

现症：左手、左脚不自主震颤，行动迟缓，拄拐需人搀扶，上下楼需双人架行，面部表情僵硬，反应迟钝，驼背明显腰痛甚，呻吟不已，流口水，乏力，坐轮椅来诊，血压150/100mmHg。

取穴：地仓。

经22次治疗，左手、左脚震颤比较明显减轻，可去拐行走，走路明显利落，可自己从座位上站起来，可扶栏杆下楼，腰痛减轻，腰明显挺直，流口水明显减少。经36次治疗，左手、左脚震颤明显减轻，可去拐行走400米。经46次治疗，左手、左脚无震颤，生活可以自理，每天下午由老伴陪同外出散步，可去拐行走2000米，腰痛显著减轻，流口水明显减少，血压130/90mmHg，停针。

按：地仓可改善脑病之中风、帕金森综合征的行走功能。

（三）讨论

对地仓穴的发现源于一次试探性治疗一例拇食指麻木的病人，收效甚捷，这引起了我很大的兴趣，于是思之用之，有了以上诸多发现。个人体会地仓具有温阳益气、发汗解肌、祛风散寒、健脾升清、安神之功，外去筋骨皮肉之风，通经络止疼痛，内调五脏六腑之疾。堪称发汗第一要穴。余认为古人是基于肛－口两极对应来划分任督的，督脉起于长强止于人中，任脉起于会阴止于承浆。而地仓刺向颊车正位于任督分界面上，故可疏通身体前后位于中线两侧区域，故对阳明经、足太阳经有很好的疏通作用。地仓至颊车穴区域有心经、肝经、胆经、阳明经、冲脉、脑经分布，诸经经过后向上经睛明穴入脑，地仓穴为诸经和脑联系的枢纽穴，这也是其治症广泛的原因。文中凡没提及操作的刺法悉为地仓向颊车方向刺1.3～1.5寸。根据病情虚补实泻。总的感觉是运用地仓具有起效迅速、作用持久的特点。有的人针后会出现口中津液分泌增多，有的人针刺后，觉得一身轻松；有的人针后会出现精力异常充沛，浑身有力气。其发汗特点是先感到身上发热而后汗出，在运用手法的情况下有的人手心发热汗出，有的人后背明显感到发热汗出，有的人但头汗出，有的人足热如置热水盆上，少数人会出现腹部发热。由于针刺地仓有很强的催眠作用，常有睡眠质量差的病人坐在椅子上睡着了，所以针刺地仓宜取卧位。

第七章

针灸医学三论

一、论针灸学的学科属性、腧穴主治的表达方式、诊疗模式及穴药疗法

针灸医学发展到今天诊疗程序尚未达成共识，腧穴主治能否采用中药模式表达成为争论的焦点，国际上又出现所谓干针事件，给针灸界带来困惑，有必要对针灸学的学科属性等问题进行探讨，本人在此谈谈个人观点。

（一）数千年来，渊薮于《周易》的中医理论对针灸学的指导是个错误，影响了针灸学的发展

针灸学是通过经络这一沟通人体表里上下内外，联系脏腑形体官窍的"网络"来发挥整体调节的作用。经络是客观存在的，那么和经络相连的脏腑也一定是解剖的脏腑。藏象学说的脏腑皆属功能脏腑，有名而无形，在以藏象学说为核心的中医理论里找不到解剖脏腑，不具备可操作性，这一点足以证明针灸学作为中国医学的一部分，却不属于渊薮于《周易》的理论体系。《周易》讲天人合一，天的规律就是人的规律，《内经》天人观的内涵即人与自然的同源、同构、同道。而针灸学却面对的是解剖人体的特殊规律。针灸学是外治法，经络的本质是用以反映人体上下、内外、前后、左右各部位相互关联规律的线型图，针灸学是研究病变部位、反应部位、治疗部位及其相互关系的学问，讲究的是治疗部位和病变部位的对应性，诊断的目的要清楚病变部位。古典哲学精气学说、阴阳五行学说的抽象性决定了其落脚点只能是功能，同样它所构建的抽象的中医理论的落脚点也只能是功能，即证候。辨证论治最终总要将病确定为某证，再选择和该证对应的方药，方药属于内治法，通过消化吸收起作用，讲究药与证的对应。这与针灸学的经络、脏腑，无论宏观、微观皆是具体的，诊断最终落实在部位上不相一致，也就是说针灸学需要的也一定是一个具体的客观的体系与之对应，即应该是建立在解剖结构上的医学。经络学说和生物全息学说是指导针灸的两种理论，从微针系统全息图中的穴位和人体各部位的对应性上看，显然全息图中的穴位（区）是对人体解剖结构的表述、指称，全息图中以脏腑命名的穴位指的是解剖脏腑。体针系统和微针系统应该具有相同的语境，对人体构成的表述、指称应该是一致的。由此

推知经络学说中的脏腑也是解剖结构而非功能脏腑。既然经络学说中的脏腑是解剖脏腑，用以藏象学说为核心的传统中医理论来阐释、解读显然是错误的。由上分析，中医理论体系可分为：①内治理论体系：即从中医理论体系中去除经络学说的部分，是建立在中国古典哲学阴阳、五行、精气学说基础之上，以脏腑及精气血津液为生理病理学基础，以辨证论治为诊治特点的理论体系，是指导中药内治的理论体系。其以阴阳应象为思维模式，周易为其渊薮，学者张其成认为易道用四个字概括就是“阴阳中和”，故余将建立在此体系上的学科称之为易道医学，为了区别同属于中医的针灸学，又可称之为易道中医。②外治理论体系：建立在解剖结构基础上，在经络学说、生物全息学说等指导下，以部位诊查为诊疗特点的外治理论体系。是指导针灸学的理论体系。所谓现代医学就是建立在解剖结构上的医学，针灸学是建立在解剖结构上的医学，所以针灸学应属于现代医学。针灸学虽属现代医学，但其研究、思考和解决问题的方式却并非还原分析的方法，而是系统方法，即在系统科学或系统生物学的指导下。同时针灸学也是生命科学或生物学的内容。中医包括易道医学和针灸学，二者分属不同学科。针灸学虽是中医的一部分，确是现代医学的内容。二者同属于整体医学，均以司外揣内的思维方式为特点。易道医学建立在阴阳五行方法论基础上，司外揣内的结果是建立了功能脏腑。针灸学建立在解剖结构基础上，司外揣内的结果并不是对解剖结构的超越，而是建立了联系的多样性，其联系的多样性远高于现代医学关于人体生理和病理的认识。

据考证，藏象学说和经络学说原本是两种独立形成的学说[1]。经脉必联系脏腑（是解剖脏腑），但经络学说和脏腑学说相结合则是一个错误，《内经》中将经脉和藏象学说中的脏腑对接，形成经脉–脏腑学说，便将经络学说引到内治体系中来，成了易道医学的理论，针灸学便成了易道医学的一部分。如此混淆了解剖脏腑和功能脏腑，此大谬焉，遂贻害后世。《灵枢·经脉》气血流注模式的经脉理论其中夹杂着对机体生理活动机制的理论说明[2]，于临床并无价值。以脏腑辨证作为针灸论治的方法在《内经》中就出现了，这种谬误流传至今，在当代俨然已成主流，而历代医书中不乏按特定部位或范围来概括腧穴主治的现象，可惜千百年来人们仍未看破其本来面目。现代针灸学家朱琏较为纯粹地运用解剖学、生理学去解释针灸的临床现象，是一种比较彻底的针灸科学化的实践，在针灸机制中，尤其重视神经的作用[3]。可惜，由于朱琏的新针灸学派在当时没有成为主流，针灸学没有沿着朱琏的方向走，以至现今的针灸著作有浓郁的传统中医色彩，沿用的是中医内科学的辨证方法，否则不会如此。建立在中国古典哲学基础之上的中医理论，《周易》为其渊薮，其医学观是中国古代唯一的医学观，它是要解释一切的，悲剧便发生了……一种学科与其他学科在理论上是有质的区别的，一学科用另一学科的理论体系去解读，那意味着什么？意味着不仅是失去独立性，是取缔、消灭、无化！在针灸学里我们可以活生生地体验和感受到渊薮于《周易》的中医理论对针灸学的禁锢，人们不禁要问经络学说发展到今天，为什么还是几千年前《内经》时代的经络学说，原因全在这“经脉-脏腑学说”，脏腑是几千年的脏腑，经脉也只能是几千年的经脉。易道医学理论对针灸学的指导影响了针灸学的发展。我在这里要说渊薮于《周易》的中医理论对针灸学的禁锢，是真正意义的针灸学到现代才出现的根本原因。传统针灸学显得简单、片面、零散，含有经验的成分，单薄的针灸学又受到这种中医理论的修饰和肢解。这种状况发展到当代愈加严重，腧穴药性化发展到空前高度。经络学说的不合理性在今天与临床的冲突显得尤为突出，已由促进针灸发展的强有力的武器变成束缚针灸发展的瓶颈和锁链。这是由易道医学理论强加于针灸学造成的。那么易道医学是怎样将针灸学据为己有，成为其附属部分的呢？将气血理论引入经络，将解剖脏腑解作功能脏腑，有了气血、脏腑，在此基础上易道医学开始将其理论如脏腑表里相合规律（尽管也发现一些与藏象学说中的脏腑同名的西医解剖脏腑在功能上存在密切的关联，虽名同但在概念上二者并不等同）、营气流注规律等移植到经络学说中来，这些强加给经络学说的内容是对经络学说的扭曲、肢解，直接影响了经络的循行路径。此时的经络图，说它是反映人体各部实际关联规律的真正的经络图，却有说理的成分；说它是功能图，却有反映人体各部实际关联规律的成分，不伦不类。易道医学理论指导下的针灸学，虽然认为经络学说为其核心，但经络连着功能脏腑，实际上是经络学说绕着以藏象学说为核心的中医理论旋转，真正的核心仍然是藏象学说。数千年来，满目的“繁茂”，屡验的奇迹也终难掩其荒芜的一面：经过数千年的发展，和经络相连的脏腑仍是功能脏腑，连诊疗程序竟都没有达成共识。

那么什么是传统针灸？既然针灸学不属于内治体系，那么将易道医学理论从针灸学中剔除，传统针灸就露出其本来面目：

1. 古人在理论上给我们留下的仅仅是一张反映人体各部之间相互关联规律的经络图和穴位（以特定穴为学术代表） 先说经络图，这张图是用抽象的线条来表达经络的，相对于现代反射区而言是抽象的写意的经络图。当然这张图并不完善，还存在争议甚至错误。具体表现在：①奇经八脉本质尚未阐明。②经络和脏腑的对应关系存在错误、争议。和经络相联系的应是解剖脏腑而非功能脏腑，这从微针系统穴位分布图穴位和人身各部的对应关系也可得到明证，经络不过又多了这些部位间存在的关联规律。还存在大小肠经是否在上肢，脾、三焦的解剖属性等争议。现在已经到了摆脱固有的循行模式，整合两千多年来的针灸实践和现代医学的认识来发展、完善经络理论的时候了。③存在说明医理的成分。如经脉首尾相接、循环无端是受易道医学营气流注理论影响，经别理论是受易道医学脏腑表里相合理论影响等，这些都应去除。再说穴位，相对于现代反射区而言古人的穴位是抽象的点。特定穴可分为调经脉、调脏腑、调组织三类。调经脉包括五输穴、原穴、下合穴、络穴、交会穴、八脉交会穴、郄穴。原穴、下合穴着眼脏腑（通过调经以调脏腑）；络穴、交会穴、八脉交会穴反映两条以上经脉间关系；郄穴同时是时间性腧穴，其中五输穴同时揭示了相类的部位有相同或相似的功用；调脏腑包括俞募穴；调组织是八会穴，八会穴是受易道医学理论影响产生的应剔除。

2. 古人发现了切按和脉诊的检查诊断方法。

3. 古人发现了针刺出现的感觉、反应和疗效存在一致性，受易道医学气理论影响将之描述为得气。

4. 古人观察到不同的手法对人体产生兴奋和抑制作用，受易道医学药性理论影响终没有看清其本质，而将其描述为单向性的补、泻。

总之科学无古今，只有真理和谬误，存在于人体的针灸真谛是唯一的，从古到今的针灸实践在不断向这一真谛逼近。针灸界一直认为现代新兴的各种疗法弱化了传统针灸，是不正确的。应该说是传统针灸的进一步发展完善。现代新兴的建立在解剖结构上不需要易道医学理论指导的各种疗法，是对针灸学属于易道医学的反叛和否定。针灸学理论体系的谬误注定了有一天它的一个组成部分会叫嚣着脱离它，不认亲，干针事件的出现就是一例。干针之争其实质和核心是学科属性之争。“干独”认为干针不是针灸，其理由是：针灸属于中医。干针诊疗一不用中医理论，不用四诊、辨证，二不用经络（为了进一步分析，这里将“干独”的证据分成两部分），所以干针不属于中医，因此干针不是针灸。此论被针灸界讥之为诡辩，很明显“干独”是从事实出发并运用逻辑学的三段论推理，言之属实，并非诡辩。可以看出“干独”所言之“中医理论、四诊、辨证”即为易道医学，即“干独”是在说干针不属于易道医学，其实针灸学本非属于易道医学。即针灸本来就不属于建立在中国古典哲学基础之上，以脏腑及精气血津液为生理病理学基础，以辨证论治为诊治特点的理论体系。再看“干独”说诊疗不用经络，难道针灸治疗就一定用经络吗？针灸治疗也存在其他模式，如微针疗法、神经干刺激疗法、阿是穴等，可见在以上两点干针和针灸是一致的，因此“干独”的证据不能证明其论点，干针就是针灸，干针只不过是针灸非经络运用模式的其中一种而已！针灸界和“干独”的博弈是一场既尴尬又滑稽的局面：若“干独”取“胜”，则虽“胜”犹败；若中医针灸界获“胜”，虽“胜”却理逊于人，且“干独”不会因此就退出历史舞台。针灸和干针之争实质是学术之争，也掺杂着利益之争，呈现错综复杂的局面，由于针灸在学术上存在理论上的谬误，又是外来之学，可预知干针将在美国大多数州通过立法，甚至波及整个西方世界，这场斗争“干独”暂时获得胜利，这种状态将持续存在下去，直到针灸界达成共识：针灸不属于易道医学，属于现代医学，“干独”才能退出历史舞台。实际上传统阿是穴、独穴疗法、微针系统及基于解剖结构的各种针灸疗法均足以否定针灸属易道医学。这本是一个很简单的事实，然而千百年来却无人看破，发人深省，我认为这是渊薮于《周易》的中医理论错误指导了针灸学的结果。总之，干针的出现是对针灸属于易道医学的赤裸裸的否定。

针灸学和现代医学均建立在解剖结构基础上，二者有相同的“语言”，可相互交流、借鉴。针灸学应该从现代医学汲取营养，吸收其关于疾病诊断、认识等养分，随着现代医学的思维方式正从分析走向综合的步伐，针灸学将从中得到更多的帮助。针灸学和易道医学均是整体医学，均是整体观、联系观，这就决定针灸学可以从易道医学中获得智慧和启迪。易道医学是功能医学，功能的承担者是物质，如果搞清楚在宏观和微观上与功能的对应关系，那么针灸学将从易道医学中获得更大的启发。笔者提出的“心脑胃肠共主神明”、拟定的“神脏方”均是受到易道医学和现代医学的影响。**中国古人的伟大在于第一创造了以解剖脏腑为中心的外治学科针灸学，第二创造了以功能脏腑为核心的中药内治学科易道医学。**

（二）腧穴功效化是针灸学和易道医学形成的交叉学科——穴药疗法

大家都知道，针灸学的核心是经络学说，易道医学的核心是藏象学说。如果以易道医学的证为参照系来总结穴位的作用就有了腧穴中药功效化。如肝郁头痛针太冲而获效，便说太冲有舒肝之效。针阴陵泉治水肿有效，便说阴陵泉有利水消肿之功。穴位治病机制与中药作用有本质区别，穴如药效只是根据效果的一种比附，是一种类同。这种类同是最肤浅的一种表象化的结论，而不是穴位治病的根本机制，药效的描述是一种单向化的描述，而穴位的本质在于调，即是双向性。我们运用针灸等体表刺激手段消除或减轻了内治体系的某个证，便可以说其具有消除该证的功效。这样总结行不行，还得实践来检验。在实际运用中发现很多情况下针刺该穴、穴组并无其功效，因为穴位的功效是与机体特定的病理状态密切相关，当不具备此病理状态便没有此功效，也就是说该结论在很多情况下得不到验证，不能恒成立，这说明针灸与中药有本质区别，中药的特性在针灸中得不到贯彻，由此看来，说某穴具有某功效是错误的。但应看到在一定条件下，该结论是正确的，只要限制其使用范围，在该证下使用便是正确的。功效是绝对的，但在具体使用中人为地将其变成相对的，即使用中认识到针灸的本质在于“调”，当超出此范围，即非此病理状态，应用之也不必虑其有危害。

腧穴主治作用能否采用“中药功效”模式表达成了当今的焦点，至今争论不休，莫衷一是。对于这个问题的回答直接影响针灸学的发展方向和针灸临床。我认为，没有搞清楚针灸学和内治体系易道医学的关系是其症结所在。腧穴中药功效化模式下的针灸学，是易道医学派生出的一类。应该说是针灸学和易道医学形成的交叉学科——穴药疗法，即针灸学这颗小苗嫁接到易道医学的大树上，其性质和本质主要由这棵大树决定。穴药疗法或称之为以针代药疗法，其本质特征是穴若药效，以针代药。这门学科是以内治体系的证为中心来总结与证有特异性对应的穴或穴组。穴药二字，药为中心语，穴药疗法从运用模式上看更偏向“药”，穴位用如中药，也就不需要经络了，因为中药功效是以证为参照系总结出来的。如此则穴位几乎彻底从针灸学中，从经络学说中分离出来，几乎完全丧失了其在针灸疗法中所具备的特点，比如与病变部位的对应性、经络属性、双向性调节（穴位像中药一样运用，药性都是单向的，故在使用形式上也就没有双向性了，尽管还在发挥着双向性调节）等，仅保留了取穴定位的属性，而宛如一味“中药”，也就是穴药疗法在使用中是脱离经络应用的。穴药疗法中将易道医学理论引入经络是个败笔、错误，没有必要，如此只能冗赘。经络是客观存在的，但其循行错综复杂，要一一解读其功能，是不可取的，不具有可行性。这就是为什么临床医生用起经络来有一种怎么说都有理的感觉。况且经络联系的脏腑是解剖的脏腑，解剖的脏腑和功能脏腑不具有对等性，将解剖脏腑等同于功能脏腑解释会出现偏差，增加了不确定性，如此才是真正的穴药疗法。穴药疗法研究的目的是寻找与证最佳对应的有限的穴、穴组为目的，并不是要总结出每一个穴位的功效，否则穴位成千上万，那将永远是个烂尾工程。只要满足于证就够了，每证下可有数组穴位或穴组。虽然经络学说和脏腑学说的结合是错误的，但穴药疗法是以证为凭总结穴、穴组的功效，在这里穴位没有经络属性，即穴药疗法与经络无关，故不受其影响。无论是经穴还是经外奇穴，均可以总结其功效。按腧穴功效配伍的穴组多数情况具有协同性，有时会存在穴位间的拮抗作用，这也证明了针灸和中药的本质区别，穴若药效只是在效果上的比附，这并不能说明穴药疗法行不通，只能说明穴药疗法要经过腧穴拮抗作用的检验这一关。穴药疗法诊疗程序完全同于中药运用模式，即在易道医学理论指导下，通过四诊收集病情资料，辨证论治，再选择相应功效的穴位组成处方。其处方模式为：①主穴：依证候选取相应功效穴位组成处方；②配穴：依症状或证候配穴。

穴药疗法是一个流派，但绝非正流，相对于针灸学来说，只是一支小流。有其可以，无其却是完全可以。而现在却俨然成了代表针灸的主流。针灸治疗目前主要是运用中医辨证论治的模式，即通过四诊收集病情资料，再辨证确定证型，确立治则，选取穴位，连方义也是套用中药的方解，这其实是穴药疗法的模式，而真正的针灸学却闲置一边了。现代的针灸书看了有点像针灸又觉得像中药书，是针灸学和穴药疗法相混杂的针灸学，充斥着腧穴双向性和穴药单向性、循经取穴和辨证取穴、解剖脏腑和功能脏腑的不可调和的矛盾、混乱、混淆。如将经络联系的解剖脏腑解作功能脏腑，言某穴治某脏腑病说可收到循经取穴和辨证取穴双重效果，其实不过是一种作用进行了两个版本的描述而已，并非双重作用的叠加。而按功能脏腑论治后，通过实验室手段检测解剖脏腑指标变化，而如此歪打正着，则失之谬误。再如论及灸关元穴作用不少书中说灸法火热属阳，关元居任脉属阴，是通过补肾阳来补肾阴的。这是典型的以内治药性理论来解释穴位作用，殊不知针灸的一切手段都是双向的而不是单向性。区分针灸学和穴药疗法的不同，使其泾渭分明，对于这两门学科沿着正确的方向发展具有重要的意义。穴药疗法可行与否在于其扔掉循经取穴的拐棍还能不能运用，能运用的话，看它有多大天地，能走多远，这需要在实践中得到检验。

（三）腧穴主治表达规范

只要看看微针系统全息图以部位命名的穴位，便可知体针穴位主治也应该用部位表达，表达方式如黄龙祥先生所言以特定部位概括或者在所概括的“部位”下举最成熟，最常用的病症[4]。至于黄氏所说腧穴主治表达的次要模式用“热病”“水穴”等我不认同，因为任何病症都可落实到解剖结构上，此种表达方式应该说是穴药疗法的内容。

（四）针灸学诊疗模式

1. 针灸学诊疗程序 既然针灸学属于现代医学，作为体表医学，是研究病变部位、反应部位、治疗部位及其相互关系的学问，就决定了治疗分三步：第一步辨别病变部位，通过体表切按等诊查方法、西医学诊断疾病的方法以明确诊断；第二步明确反应部位，在经络腧穴理论指导下，根据该疾病在体表出现反应部位的规律，借助体表切按等方法明确反应部位；第三步确立治疗部位，根据病症特点，运用针灸学的原则选择恰当的治疗部位。作为体表医学，运用手指切按体表，或运用艾灸、针具来探寻体表阳性反应点来辨别病变部位，明确反应部位是针灸学一大特点。

2. 针灸学处方模式

（1）主穴：根据病变部位，运用经络学说，选取腧穴。

（2）配穴：根据症状或证候配穴。依证候配穴其实是借鉴穴药疗法这一学科的成果，可以看出针灸学可以配合穴药疗法，应该看到这不是必须的。经络可以说蕴含了一切整体调节的规律，客观上也足以发挥整体调节的作用，是不须再添枝加叶的。同时要注意方解中主穴所治脏腑是解剖脏腑，而依证候配穴中的配穴所治脏腑是内治体系功能脏腑，不可混为一谈。

二、奇经八脉的本质是脑经脉系统

（一）概述

经脉包括十二正经和奇经八脉。奇经八脉包括督脉、任脉、冲脉、带脉、阳跻脉、阴跻脉、阴维脉、阳维脉。它们与十二正经不同，既不直属脏腑，又无表里配合关系，“别道奇行”。其命名方式与十二正经亦不同，是以各自的循行部位和功能作用命名的。奇经八脉意义抽象，给人以另类之感，本文拟探求其实质，由于它们和脑关系密切，故先从脑谈起。

1. 脑无经络的原因 五脏六腑各有其所属经络，脑却没有自己所属经络。原因首先要追溯到现存最早的中医典籍《内经》。《灵枢·海论》“脑为髓之海”，风府穴以下脊骨内之髓称脊髓，脊髓经项后髓孔上通于脑。髓有脑髓、脊髓、骨髓之分。髓，作为奇恒之腑，是指盛纳脊髓的脊髓腔。奇恒之腑中脑、脊髓并称，其实只是称谓上相区别，便于称指而名之。古人在认识上还是将脑和脊髓视为一小整体，故脑不会有经脉。更进一步分析，脑为髓之海，也就是说，脑由诸髓会合而成，是髓最为盛大的部位，为髓之核心，又对诸髓有一个主导作用。《素问·五脏生成》篇记载：“诸髓者，皆属于脑”。不难看出，古人是将脑髓、脊髓、骨髓视为一体，相对于脑脊髓而言是个大的整体，髓遍布周身，哪里会有经络呢？再看奇恒之腑中，骨、脉它们有经络吗，遍布周身而不像五脏六腑那样有明确轮廓、边界的实体，故无经脉。古人认为分散的组织结构，应会聚于一点，故有骨会大杼、脉会太渊、髓会悬钟，这个髓会是包括脑髓、脊髓、骨髓在内的。简言之，脑者头髓之称谓，髓遍布周身，自无经脉可言，故《内经》时代没有给脑设置经脉。其根本原因是当时科技落后，人们对脑的解剖、功能认知的水平不够。《内经》并未提出脑主神明，《素问·脉要精微论》曰“头者精明之府”，联系上下文知“头”非脑，是指头颅，精明是指眼睛。自晋唐开始才有脑与神明相关的论述，至清·王清任《医林改错》，中医对脑的论述已经十分接近现代医学对脑的认识了，较之“脑为髓之海”的认识有了质的飞跃，然而脑学说的发展并没有被纳入《内经》中医体系的核心内容中，加之千年的积习没能提出脑经，承习的仍是《内经》时代的经络系统，这便是脑无经脉的原因。脑作为一个客观存在的有明确边界轮廓、有重要功能作用的脏器理应有所属经络。

2. 脑的功能　中医脏腑皆是功能脏腑，有名而无形。心有血肉之心与神明之心，血肉之心即主运血之心脏，神明之心实质为脑。心主神明是从整体功能的角度对脑主神明的归属，脑主神明是基于解剖结构上的认识。脑主神明参照心主神明表述为：是指脑有统帅全身脏腑、经络、形体、官窍生理活动和主司意识、思维、情志等精神活动的作用。

（二）任督二脉首尾相连实为一条经脉——脑经

任督二脉首尾相连实为一条经脉——脑经，其证据如下：

1.《难经》言督脉入属脑　任督在《内经》中是一条经脉，首尾相连，故任督二脉是脑经。考察《内经》经文，某经脉属某脏腑即为某脏腑的经脉，如属肝即是肝经，属肾即是肾经。

2. 位置居“中”有主宰、统率之用　脑是生命之主宰，其经脉必位于人体正中线上，才能体现其地位和作用，故任督二脉当为脑经。

3. 督脉经过眼裂（睛明）、颅底孔（风府）、矢状缝（百会）入脑　睛明为足太阳、督脉之会（《奇经八脉考》），风府属督脉，百会为督脉、足太阳、肝经之会。督脉同时联系此三穴，由此三穴联系脑，脑之功能由此三穴调控。可以看出任督二脉以最短的路径最直接最充分地与脑发生联系，这也是任督为脑经的证据。

4. 任督腧穴　共计52穴，其中20个交会穴，6个募穴（膻中、巨阙、中脘、关元、石门、中极），还有被称为先天之根蒂的神阙，这正是脑经之统帅、主宰、联络地位和作用的体现。

5. 腧穴主治　考察腧穴主治，脏腑的功能与脏腑所属经脉穴位的主治具有一致性。脑经腧穴应该主治神志病、脑髓病和脏腑经络形体官窍病。考察任督腧穴主治亦得到印证。

（1）主治神志病：长强治癫狂痫（新世纪全国高等中医药院校规划教材，以下未注明者同此），腰俞治痫证，脊中治癫痫，筋缩治癫狂痫，神道治健忘、失眠、心悸怔忡，身柱治惊厥、癫狂痫，陶道治癫狂，大椎治癫狂痫证，哑门、风府治癫狂痫、中风，脑户治癫痫、头晕，强间治癫狂，后顶治癫狂痫，百会治痴呆、中风、失语、瘈疭、失眠健忘、癫狂痫证、癔病等神志病，前顶治癫痫，囟会治癫痫，上星治癫狂，神庭治癫狂痫、失眠、惊悸，素髎治昏迷、惊厥，水沟治癫狂痫、脏躁、小儿惊风、中风昏迷、昏厥(《中国针灸学》),兑端治癫狂、昏迷、晕厥、癔病,龈交治癫狂,印堂治痴呆、痫证、失眠健忘,会阴治癫狂痫、昏迷、溺水窒息,关元治中风脱证,神阙治中风脱证,中脘治癫狂、脏躁,上脘治癫痫,巨阙治癫狂痫、心悸,鸠尾治癫狂痫,中庭治梅核气,膻中治癔病、抑郁症,承浆治癫狂。

(2)主治全身脏腑经络形体关窍病:①从神经节段看,任脉穴有分段主治的特点,即主治与该穴位所在部位相应水平脏腑的病变。②督脉的穴位与同一水平的膀胱经第一侧线、第二侧线穴位主治作用相类似。膀胱经第一侧线即为背俞穴,主治五脏六腑及其相关的经络形体官窍病,因此督脉穴可调脏腑经络形体官窍病。

6. 临床实践的证明 脑经在理论上应该治疗神志病、脑髓病、脏腑形体官窍病,临床实践也充分证明了这点。

(1)王乐亭经验:运用督脉十三针治疗外伤性截瘫、癔病性截瘫、小儿麻痹后遗症、半身不遂、癫狂痫、风寒湿痹。(《中国百年百名中医临床家丛书·王乐亭》)

(2)金舒白经验:以任督阴阳为纲,以“阴病治阳”“阳病治阴”为原则。例如:癫证在督脉上选用风府、哑门、大椎等穴,作用于阳脉引泄阴邪。狂证在任脉选用鸠尾、巨阙、上脘、中脘等穴,作用于阴脉泻心隔间痰热。“癫狂合证”则在任督两脉上各取一二穴以调和阴阳。在实践中进一步认识到脑和心的重要,故着重在督脉和心包经上采用主穴,根据情志变化与其他脏腑、五输、原络等为配。(《针灸治疗精神病》)

(3)史彩萍经验:选取60例广泛性焦虑症患者,针刺组主穴取百会、上星、神庭、水沟、巨阙、中脘,药物组给予西药氟哌噻吨美利曲辛片治疗。针刺组总有效率为93.33%,药物组总有效率为73.33%,两者有显著性差异,提示针刺任督脉穴治疗广泛性焦虑症优于西药(针刺任督脉穴治疗广泛性焦虑症的临床研究[D],哈尔滨:黑龙江中医药大学,2010.)

(4)陆瘦燕经验:现代针灸名家陆瘦燕论治中风,独钟任督二脉。(《陆瘦燕金针实验录》)

(5)奚永江经验:对于脏腑病和疑难杂症,常取督脉穴配合相应背俞穴,或任脉上的募穴施治。如上焦病取大椎、身柱、神道、至阳、肺俞、厥阴俞、心俞、膻中、鸠尾等穴为主,中焦病取至阳、筋缩、脊中、膈俞、肝俞、脾俞、中脘、下脘等穴为主,下焦病取筋缩、脊中、命门、阳关、肾俞、大肠俞、小肠俞、膀胱俞、气海、关元、中极等穴为主。急证辅以相应夹脊穴，虚损病证则可补以背部膏肓、志室等穴。(《奚永江针灸临证验案》)

（6）张永树经验：常取督脉之大椎、腰阳关、命门等穴施予直接灸、温和灸或针之补法治疗颈椎病、腰椎病、风湿性、类风湿关节炎及其他虚寒性疾病。顽痹是难以按照常规治疗取效的杂症，他临床上常常取大椎、腰阳关、百会、神阙、关元、长强配足三里、三阴交穴而取效。他常说，任督通则百脉皆通也。任督通，阴阳调和，阴精阳气相得益彰。临床上应用交通任督之法相当广泛，新感或内伤，阴证或阳证均可取之。尤其对慢性疾病、疑难病症或常规针灸治疗无效者，不论寒热虚实，皆可从交通任督着手调治，且常建奇功。(《当代针灸名家临床经验集成》)

（7）杨楣良经验：擅用任督、夹脊，取穴少而精；凡治疗脏腑病证、疑难杂证、神志疾病，均重用任督经穴。若上焦和上肢病患以针大椎、身柱、巨阙穴为主；病在中焦，则以中枢、至阳、中脘穴为主；对下焦和下肢疾病，常用命门、气海、关元为主。凡对疑难杂病，危重病证常辅以相应夹脊穴。对慢性病、虚损诸证则重用气海、关元，温灸41114推挟穴①及尾骶骨上4横指处，疗效堪称满意。(《中国当代中医名人志》)

（8）秦亮甫经验：主取督脉以治四肢疾病，上肢疾病主取大椎，下肢疾病主取命门加之用梅花针在督脉行经部位叩打后拔罐，每能获得良效(《名医针灸精华》，183–184)。主取督脉以治杂病，临床上治疗精神疾病、哮喘、脊柱病、高血压、男性病、昏迷、晕厥效佳。(《秦亮甫临床经验集萃》)

（9）罗诗荣经验：督脉铺灸（大椎至腰俞）治疗督脉诸症和慢性虚寒性疾病。如痹症（风湿性关节炎、类风湿关节炎），腰痛（腰椎、胸椎、颈椎骨质增生和腰肌劳损等），哮喘（慢性支气管炎、支气管哮喘、肺气肿等），虚劳诸疾（迁延性肝炎、乙型肝炎、神经官能症等），慢性胃肠疾病等。(《名医针灸精华》)

（10）胡雨华、何晓华经验：调理任督二脉治疗发热、抑郁、胃瘫痪、肯尼迪病效佳，其认为许多疑难杂症，多数为任督失调，阴阳失和，气血逆乱。[针灸临床杂志，2009，25（10）：31]

---

①原书如此，恐有误。

（11）刘德云、刘秋恋经验：采用任督二脉取穴治疗癫痫、昏迷、中暑收到奇效。认为临床急症多数为任督失调、阴阳失和、气血逆乱所致急突起病。[针灸临床杂志，1994，10（4）：31]

（12）谢强经验：对于久治难愈的五官清窍虚火顽疾，擅用醍醐灌顶针灸法交通任督，升津降火，有较好的临床疗效，认为五官清窍与任督关系密切，经络失调、任督失和是五官清窍虚火症发病的经络学基础，通过交通任督从而对人体阴阳起到综合调整作用。[新中医，2012，44（10）：147]

综上所述，考察经脉循行、腧穴分布及主治、临床实践充分的论证了任督二脉首尾相连实为一条经脉——脑经。

（三）脑经的表述

脑经（任督）除传统上联系了脑、肾、心、胞中（生殖器官），还应联系肠胃。

1. 脑经与肾相络 肾经"上股内后廉，贯脊属肾"，肾经贯脊后行于脊内的部分即为督脉，结合腧穴理论，命门、肾俞穴在同一水平位，当是在第二腰椎下命门穴处分出联络肾。

2. 脑经络胞中 "冲任督一源三歧"同起于胞中，胞中指内生殖器，"在女子为孕育胎儿之所，在男子当藏精之所"（张介宾），因此在女子为子宫、卵巢，在男子为精室。

3. 脑经入神阙络肠胃 消化道又被心理生理学家称为敏感的情绪器官，消化系统神经元密集，仅次于大脑，故又有"肠脑"之称。我认为与神志关系最为密切的脏器为脑、胃肠、心，脑、胃肠、心共主神明。因此脑经必然应该存在脑与消化系统之间的联系，神阙内应脾胃，脑经入神阙络肠胃。

基于上述，脑经表述为：起于脑中，出风府，沿脊内行至第二腰椎下（命门穴）络肾，向下经长强过会阴络胞中（女子为子宫、卵巢，男子为精室），沿小腹正中直上入神阙络胃肠，上贯心，入喉，上颐，环唇，上系两目之下中央，从龈交沿鼻柱至鼻根，由睛明穴入属脑。由鼻根循额，上巅（百会）入属脑，从巅顶下至风府入属脑。脑经循行呈现三属三络的特点，与诸经不同。是脑作为最复杂、最重要脏器及核心地位的体现。

脑经行于身前者（任脉）为阴，行于身后者（督脉）为阳，可见脑经也是阴阳的统一体。

（四）冲脉、跻脉、维脉、带脉是脑经的别络

1. 从循行看

（1）冲脉：冲脉行于脊内的部分实为督脉。下行于足的一支应为肾经而非冲脉。王冰注《素问·骨空论》："……任脉、督脉、冲脉，异名而同体也""冲任督一源三歧"，去除重复的部分，我认为冲脉起于会阴，出于气街，并足少阴经，夹脐上行，至胸中而散，从胸中上行，会咽喉，络唇口，其气血渗诸阳，灌诸精。可见冲脉也是从任督分出的，为脑经的别络。

（2）带脉：《灵枢·经别》："足少阴之正，至腘中，别走太阳而合，上至肾，当十四椎，出属带脉"。足少阴肾经的络脉从腘中分支而出，在十四椎穿出属带脉。肾经贯脊的部分实为督脉，也就是说从督脉分出，当十四椎和十五椎之间（命门穴）穿出的部分为带脉，可见带脉为督脉之分支。故为脑经的别络。

（3）跻脉：《灵枢·寒热病》篇："足太阳有通项入于脑者，正属目本，名曰眼系，入脑乃别阴跻、阳跻，阴阳相交，阳入阴，阴入阳，交于目锐眦。"《奇经八脉考》："阳跻者，足太阳之别脉……至目内眦与手足太阳、足阳明、阴跻五脉会与睛明穴"，可见阴阳跻脉从脑中由睛明穴分出下行于足，睛明穴为手足太阳、足阳明、跻脉、督脉之会，因此跻脉亦是脑经的别络。

（4）维脉：阴维脉与任脉会于天突、廉泉，阳维脉与督脉交会于风府、哑门，可见阴阳维脉亦是脑经别络。

由上可知，从循行看冲脉、跻脉、维脉、带脉是脑经的别络。

2. 考察冲带维跻诸脉的功能 冲脉为"十二经之海"，带脉"总束诸脉"，跻脉"主肢体的运动"，阴维脉"维络诸阴"，阳维"维络诸阳"。分析这些词句，不难发现皆是脑的功能的表达和延伸。

从以上两个方面得出冲脉、跻脉、维脉、带脉是脑经的别络的结论。

综上所述，脑经和其别络共同组成脑经脉系统。因此奇经八脉的本质是脑经脉系统。裘沛然在《壶天散墨·奇经八脉研究》中说："从经络的循行及主干方面来说，十二经脉是全部经络的主体。从作用方面来说，奇经八脉则为十二经脉的主导者和统帅者。"奇经八脉对十二经脉的主导、统帅作用的最根本的原因是它为脑的经络，惟其如此才能得到圆满的解释。

（五）经络系统的结构

经脉系统分为二级：

1. **脑经脉系统** 由脑经（任督二脉）和脑经的别络（冲脉、跻脉、维脉、带脉）组成，即奇经八脉。

2. **十二经脉系统** 脑在经络系统的核心地位决定了脑经脉系统的统率作用。八脉溢蓄不环流灌溉诸经的原因是它们与十二经脉系统是分属不同经脉系统。八脉除任督外，其余六脉和十二经脉呈交叉关系。

（六）十二经脉中与脑联系的经脉

心经“系目系”（《灵枢·经脉》），目系是眼球内连于脑的脉络，可知心经与脑相连。肾（经）与督脉相通，督脉运行肾气于脑，即肾经通过督脉与脑相通。另外《灵枢·经脉》言肾经“贯脊属肾”，通过某组织为贯，贯脊其本意应是贯通整个脊柱，而不应解作行至腰段便出属肾，本人认为传统解释不妥。因此肾经通过脊与脑相连系，其贯脊部分实为督脉。李定忠观察到刺激经穴引出的传感路线，肾经传至会阴穴沿督脉直上行[5]，可证。“胃气上注于肺，其悍气上冲头者，循咽上走空窍，循眼系，入络脑”（《灵枢·动输》），与脑有联系。足太阳经“其直者从巅入络脑”（《灵枢·经脉》）。肝经“上入颃颡，连目系”（《灵枢·经脉》），而与脑联系。胆经在头部循行占了很大面积，“足少阳之正……出颐颔中，散于面，系目系”（《灵枢·经别》），与脑有联系。本人认为经脉联系于目，如经文中出现诸如“入目”“至目锐眦”等文字，只能说明经脉分布于目，而不能说与脑有联系，但联系目系则必然联系于脑，因为目系为眼球内连于脑的脉络。由以上分析可知十二经脉中与脑联系的经脉有：心经、肾经、胃经、膀胱经、肝经、胆经，其他经脉通过表里经、同名经、经别等与脑有联系，属间接联系。

（七）脑经脉系统提出的意义

奇经八脉仿佛是经络宇宙中的暗物质，千百年来其意不彰，总给人以“奇异”“另类”之意。任何经脉言其有重要功能却无所属脏腑都是不可思议的。它必是有所属脏腑或者是有所属脏腑的经脉的一部分。奇经八脉是古人在当时科学和医学水平下提出的，今天看来它失之片面性、零散性，在内容和形式的表述方式上和十二经脉不相一致，显示出割裂性。提出奇经八脉实即脑经络系统具有重要意义。首先阐明了奇经八脉本质是脑的经络，任督是脑经，冲脉、跻脉、维脉、带脉是脑经分出的络脉，使模糊的奇经八脉变得具体而明确，有自己所属的脏腑。这就和十二正经有了共同的属性，即都有自己所属脏腑，这样就将奇经八脉、十二经脉两个体系统一成一个体系——十三经脉体系，结束了数千年的分裂局面，“奇经八脉”这个名称应被“脑经脉系统”所取代。其次确立了脑（经）在经络系统中的核心地位。传统上认为十二经脉是经络系统的主体，奇经八脉是经络系统的分支，为十二正经之余。现在确立其为脑经络系统，是对十二正经起统帅作用的高一级的经脉系统。再次使运用脑经络解决脑病及脑相关疾病成为可能。以往运用针灸治疗疾病，尤其是脑病，往往是取用头部穴，取头部督脉穴时也言及督脉入脑，由于缺乏系统的脑经络理论的指导，取穴具有片面性、零散性，这种情况不能适应临床治疗的需要。脑经脉系统的理论将为其提供有力的武器。

三、我看微针系统

（一）微针系统的存在不能当做生物全息律的证据

我国山东大学张颖青教授20世纪80年代初提出生物全息律，认为全身的任一节肢或其他较大的相对独立部分的穴位，如果以其对应的整体上的部位的名称来命名，则穴位排布的结果使每一节肢或其他较大相对独立的部分恰像整个人体的缩小[6]。他根据第二掌骨针法，推演出生物全息律，几十年来生物全息律成了指导、解释微针系统的理论工具，一个又一微针系统的发现又成了生物全息律的证据。本人认为微针系统的存在不能当作生物全息律的证据，因为解释不了如下现象：

1. 在节肢或相对独立的部分之外可以发现全息图 按张颖青教授的观点，每个节肢或相对独立的部分都有全息，全息也一定出现在节肢或相对独立的部分上。但事实并非如此，师怀堂的头部阴阳图、腹针中的全息图、还有脐针中的全息图、人中针既不出现在节肢上，也不是出现在相对独立的部分上，可能这种情况还很多，这就对张教授的学说提出了挑战。可见微针体系可以在很多不是节肢或相对独立的部分的部位出现，如果出现在节肢或相对独立的部分上倒是个特例。

2．留白现象 按张教授的观点任一相对独立的部分都是全息胚，都是全身缩影，一些微针系统如面针却有留白现象，既然是全身缩影就不应留白。

3．躯体和脏腑分开现象 再看舌针，舌既然是全身全息缩影，不仅应有脏腑形体官窍分布，并且脏腑形体官窍应该是不可分割的整体，而且应该是“满”全息不应留白，为何躯体和脏腑分开，舌面分布脏腑，舌下分布躯体投影而且不是满全息。

4．微针系统存在多样性 如头针、手针有多家，这用全息律解释不了。

5．八廓图的存在 这类图只见脏腑和笼统的部位。也反映全身的信息，但和全息律描述的全身缩影明显不同，因此这类微针系统不能作为生物全息律的证据。八廓图的存在也说明反映全身信息的微针系统的穴位分布方式不是唯一的。因此，微针疗法不能当作生物全息律的证据，也许“全息针灸”这个词还可以用，但生物全息律该另寻证据了。

（二）全息图图像成因

微针疗法的“全息图”的图形特征表现为组织器官、形体肢节的连续性、有序性，与人体相一致，甚至表现为人形，犹如人体的缩影。这如何解释？拿最典型的脐针来分析，脐针关于脐和全身各点的联系肯定不是直线的，但却可模型化处理为直线，即脐向全身（身体看成点集）各点发出矢量连接，射线的投影一定是放大的人形，这放大的人形缩回脐部则是个缩小的人形，脐洛书全息图为一坐位双手交叉的全息图可能与胎儿在母体内的姿态有关。《健康报》报道了一篇关于医学科学院跟踪胎儿的一系列图片，发现胎儿在母体宫腔生长发育过程中都是以这种打坐的形式[7]。而脐全息穴位图位于脐壁上的穴位的形成则是脐和全身各脏器部位映射在脐壁上的投影。根据以上分析，这可解释为什么一些全息疗法的全息图表现为人形。由于微针部位和形态的不同，对人体映射的角度不同，造成对全身信息的表达方式不同，会出现“全息图”形态的扭曲和变异，而在腹针中则夸张成了龟形。这些变异、扭曲的图形及只见脏腑部位（三焦）的八廓的存在等也是与张颖青教授提出的整体的成比例的缩小全息图严重不符。

（三）重要微刺系统分布规律

有趣的是最重要的微反射区皆分布在头面部（如眼针、耳针、鼻针、舌针、口针、面针、头针）和与脑对应部位如手、足、脐腹。这如何解释？大家都知道脑和全身各部都有神经网络或信息通道联系，头面诸微针疗法之所以可治全身诸疾，乃是因头面部的器官、部位和脑联系紧密，有相似的神经网络。手、足、脐腹处于和头（脑）对应的部位，因此和头（脑）有相似的神经网络，而能治全身诸疾。据此可知头部、手、足、脐腹应该有形态相同或相似的“全息图”，这将指导推动这些微针的发展。脐腹和脑皆属躯干，皆为腔系结构，故与脑更为紧密，比手足更重要。

（四）泛脑说

脑和全身各脏腑组织器官都有神经网络或说信息通道。微针系统部位和全身各脏腑组织器官也都有信息通道，宛若一个“脑”，这些微针系统部位中以头面五官、脐腹、手足和脑的信息通道最相似。由此，我在此提出泛脑说：在人身体各部，内至脏腑，外到体表器官、肢节、皮肤各部存在不同发育阶段的与颅脑有相似机能的“脑”及其外化、泛化的神经网络（微针系统）。现在，世界上很多心理学家都认识到：心理活动基于脑和周围神经系统的所有神经元的合力，脑神经元并无特殊之处。许多神经生理学家称人有两个脑，即颅脑和肠脑。以后会出现心脑、肾脑……这从接受器官移植者性格的改变得到印证。因此我认为人有三脑：颅脑、肠脑、脏脑。考察颅脑和腹脑在头部、腹部的穴位分布，设穴原理可概括为经络、解剖和全息。其中与部位有关的设穴原理为解剖和全息。依解剖设穴（区），在颅脑有依大脑皮层功能定位区、林氏联络区等在颅表的投影设置穴（区），在头针中因解剖不同而有不同的穴位（区）。在腹脑也有因脏器不同而有不同的募穴。即此设穴原理无论在脑还是五脏六腑，是普遍存在的。设穴（区）没有脱离具体解剖结构，因具体解剖结构不同而不同。此类图形不应称之为全息图，如焦氏头皮针等，因此颅脑之全息图目前只有头部之人形全息图。腹脑的全息图有神龟图和八廓图，头部人形全息图和腹部神龟图（实即变异的人形图）在穴位分布特征上属同一类图形。根据颅脑和肠脑相对应，可推测头部应该也存在八廓图，其核心点应该在百会。身体其他各部位存在的全息图恰恰就是这两种全息图，因此余认为人身的全息图是脑功能的外化、泛化。可见微针系统对脑的调节有重要作用，甚至可以预言当脑神经受损时，可以用这些和脑的神经网络最相类似的微反射区来复制代替。

参考文献

[1] 黄龙祥．中国针灸学术史大纲［M］．北京：华夏出版社，2001：424．

[2] 赵京生．针灸经典理论阐释［M］．上海：上海中医药大学出版社，2003：30-31．

[3] 张树剑．近现代针灸科学化实践与转向——以朱琏为中心［J］．中国针灸，2014，34（10）．

[4] 黄龙祥．针灸腧穴通考［M］．北京：人民卫生出版社，2011：52．

[5] 李定忠，李秀章，傅松涛．中医经络理论与实效的现代研究［M］．北京：人民卫生出版社，2012：51．

[6] 张颖清．全息生物学［M］．北京：高等教育出版社，1989．

[7] 齐永．脐针入门［M］．北京：人民卫生出版社，2015：81．

第八章

医话

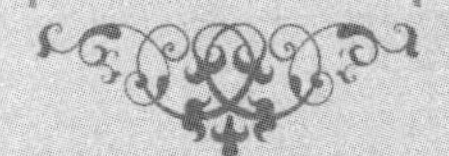

一、对三十一位针灸名家治疗中风病之研究与总结

——中风偏瘫针方的研制的过程

三十一位针灸名家治疗中风病的方法见文后图表。

（一）研究方法

1．运用数学统计并结合医理分析，多则意味着共识。

2．重视医家的独特用穴经验，少往往意味着精辟。

3．结合当代医家的针灸治中风的论述。

4．结合个人经验见解。

（二）经脉运用统计分析

1．三十一位医家选用经脉人次统计 督脉16、任脉2、手阳明17、足阳明13、手少阳9、足少阳20、手太阳6、足太阳13、手太阴4、足太阴10、手少阴2、足少阴2、手厥阴4、足厥阴8。

2．各条经脉的穴次 督脉41、任脉5、手阳明44、足阳明22、手少阳12、足少阳9、手太阳3、足太阳22、手太阴3、足太阴17、手少阴3、足少阴4、手厥阴4、足厥阴9。

结论：①取穴广，遍及十四经，值得研究。②明显看出阳经取用人次、穴次大于阴经，这是受阳主动的影响。③督脉、足太阳、阳明经、足少阳取用最多，这是因为督脉入脑。足阳明、足太阳二经一前一后，行于下肢上入脑，对人体下肢的运动有重要意义。足少阳行身之侧，足少阳之别由睛明穴入脑。

（三）人体各部用穴分析

1．四肢部用穴分析（共44穴） 31位医家中25位医家使用四肢穴，计167穴次。

（1）中风的穴位在四肢部的分布有越向肢端越密集的分布特点：肘膝以上仅7穴（极泉、肩髃、肩贞、肩髎、髀关、环跳、风市）。肘膝至腕踝以上19穴（足三里、上巨虚、条口、下巨虚、曲池、手三里、内关、外关、支沟、绝骨、三阴交、阳陵泉、光明、委中、郄门、少海、尺泽、四渎、列

缺)。腕踝至肢端18穴(神门、大陵、合谷、关冲、阳谷、后溪、解溪、昆仑、隐白、公孙、大敦、太冲、行间、涌泉、照海、太溪、八风、八邪)。

结论:在四肢部,治中风的腧穴主要分布在四肢末端,手足最为重要,尤其是井穴。杨甲三等人取肘膝以下穴是灼见。

(2)四肢使用穴次:依次为曲池(16)、合谷(16)、阳陵泉(13)、三阴交(10)、足三里(9)、环跳(9)、肩髃(8)、外关(7)。

2. 头部用穴分析 31位医家有18人次用头部穴,中风发于脑,头穴的疗效显著是公认的,故有重要意义。督脉计6穴,百会11穴次、上星1穴次、前顶1穴次、后顶1穴次、印堂2穴次、人中1穴次。足太阳计5穴:五处1穴次、承光2穴次、通天4穴次、络却1穴次、睛明1穴次。奇穴:太阳、颞三针。另有百会透曲鬓、头针运动区。

结论:头部取督脉、足太阳为多,以百会11穴次为最多。

3. 脊柱部用穴分析 31位医家有11位用脊柱穴,脊柱穴属督脉,有治瘫首选督脉之说。风府穴计9穴次,用得最多。

4. 颈项部用穴分析 31位医家有10位用到颈项部穴位,颈项部是脑和脏腹联系的枢纽,诸医家的实践已证明其卓著的疗效。

颈项部用到天鼎、天窗、扶突、人迎、风池、上闪电、颈夹脊诸穴。以风池穴用得最多,计4穴次。

5. 躯干部用穴分析 31位医家中9人使用躯干穴,计20穴次。现代医家的实践已证明,躯干穴有重要意义,躯干穴可调脏腑。如有人用五脏俞调五脏,腹部任脉、胃经有调胃肠、通腹等重要作用。

(四)总结

综合以上分析结合图表点评,总结为:

1. 针灸治疗中风病的原则

(1)以阴阳经并用为上策。

(2)四肢部只取肘膝以下穴,重视井穴。

(3)刺神经干与刺腧穴并用。

(4)要重视头穴、颈项穴、脊柱穴、躯干穴、四肢穴。

(5)中风病要多经取穴,尤其要重视督脉、阳明经、太阳经。31位医家使用穴位遍及十四经,故要探究如何选经用穴。

2. 名家独特经验用穴 人中、内关、委中、三阴交、百会、通天、风府、百会透曲鬓、睛明、人迎、天鼎、天窗、扶突、新扶突、颞三针、听宫、大巨、条口、隐白。

（五）思考与探索

1. 中风病的分部治法 直到现在仍未出现中风病按局部、邻近、远端的分部治法。三部的划分，笔者将头划为局部，将脊柱、颈项并为邻近，而将躯干、四肢归为远部，从而绘制此表。人体各部位皆有其特殊性，因而有其不同于其他部位的特殊功用，我认为头之用在于开窍，颈项之用在于升降血气，脊柱之用在于醒脑调脏腑通经络，躯干之用在于调脏腑，四肢之用主在疏通经络。

2. 确立脑经才能更有效地指导中风病的治疗 既然中风病病位在脑，就应该考察与脑相关的经脉来论治中风病。

3. 通过对众医家的宝贵经验总结，取众长并结合个人的见解，总结出中风病治疗处方

（1）头组：百会、四神聪、风府、听宫、睛明、人中（我认为当选有经脉入脑或所交会经脉入脑的腧穴）。

（2）颈项组：①风池、完骨、天柱、人迎。②风池、人迎（或新扶突）。③人迎、天窗、天牖（嫌人迎一穴太少故设此组）。④六合法：天柱、天容、人迎、天窗、天牖、扶突（十二经别在颈部的合穴）。天柱取双侧，颈部双穴者，取单侧。灵活运用，如可如此运用：天柱$_{双}$、天容$_{左}$、人迎$_{左}$、天窗$_{左}$、天牖$_{右}$、扶突$_{右}$。

（3）脊组：后发际至长强点刺。

（4）躯干组：①五脏俞。②中脘、神阙、关元、天枢。

（5）四肢组：内关、合谷、足三里、极泉、委中、涌泉、井穴、八风、八邪。方义：内关调心脑，合谷、足三里升清降浊，益气血。涌泉潜阳息风，井穴醒脑开窍，八风、八邪通络祛邪。极泉、委中刺神经干祛邪通利机关。

本文完成于2002年底，2003年初通过进一步的思考，中风偏瘫针方诞生了，它是在众医家经验基础上的创新，它在理论上独树一帜，选经用穴精当，实践证明了中风偏瘫针方的神奇效果（详见第五章“一、运用自拟中风偏瘫针方治疗中风偏瘫280例”）。通过这次实践，我深刻感悟到广泛学习名家经验，博采众长，在此基础上去开拓创新是重要的方法。可以说中风偏瘫针方的创制是我从事针灸研究的里程碑，对我临床实践有深远的影响。

附表格

三十一位针灸名家治疗中风处方表格解析

	局部	邻近		远部		经络	疗效及出处	点评
	头	脊柱	颈项	躯干	四肢			
（1）石学敏	人中				内关、三阴交、极泉、尺泽、委中	督脉、足少阳、足太阳、手三阴、足太阴	2336例，治愈率54.84%，总有效率97.43%。 天津中医，1989，（6）：2.	①将中风定位于脑； ②以阴经穴为主； ③刺激神经干与刺腧穴并用； ④人中、内关、三阴交、委中有特异性值得重视
（2）孙申田	百会 透曲鬓					督脉、足太阳、足少阳	500例，痊愈率47%。 中国针灸，1984，（4）：5.	百会透曲鬓横跨太阳、阳明、少阳
（3）程莘农	百会、通天	风府			肩髃、曲池、外关、合谷、环跳、足三里、阳陵泉、解溪	督脉、足太阳、手足阳明、手足少阳	《中国针灸学》	百会、通天、风府在下述医家之方中数次出现，故值得重视
（4）李陟			天鼎		环跳	手阳明、足少阳	65例，治愈19例，基本痊愈14例，好转31例，有效1例。 吉林中医药，1985，（5）：21.	颈部是脑和五脏相连的枢纽部位，颈部穴值得重视，（4）（6）（8）（18）（24）当参看

续表

	局部	邻近		远部		经络	疗效及出处	点评
	头	脊柱	颈项	躯干	四肢			
（5）贺普仁	听宫			大巨	曲池、合谷、条口	手太阳、手足阳明	《国医大师贺普仁》	听宫、大巨、条口三穴有特异性
（6）徐笨人			扶突		环跳	手阳明、足太阳	云南中医杂志，1981，（2）：14.	扶突值得重视
（7）王岱					肩髃、曲池、合谷、环跳、阳陵泉、光明	手阳明、足少阳	《王岱针灸临床七讲》	刺激神经干之卓效于此可见
（8）吴义新			人迎			足阳明	中西医结合杂志，1982（2）：9.	要害部位选要穴
（9）鲁亚声					涌泉	足少阴	吉林中医药，1990（2）：21.	涌泉之效值得重视
（10）李定明		风府、哑门		秩边	肩三针、极泉、曲池、内关、合谷、外关、环跳、风市、阳陵泉、三阴交、解溪、委中、隐白	督脉、手三阳、足少阳、足太阳、足太阴	98例脑血栓，痊愈75.3%。128例脑出血，痊愈54.1%。山西中医，1988（3）：37.	风府、哑门、隐白有特异性

续表

	局部	邻近		远部		经络	疗效及出处	点评
	头	脊柱	颈项	躯干	四肢			
（11）李志明					隐白、大敦、关冲、阳陵泉、绝骨、曲池、合谷、太冲	足厥阴、足太阴、手足少阳、手阳明	90例，治愈率72.8%，总有效率98.75%。《当代中国针灸名家医案》	①井穴之效值得重视；②取穴不过肘膝，可参（13）（16）
（12）高洪宝	上星、百会、五处、承光、通天、络却					督脉、足太阳	中医杂志，1981（6）.	
（13）杨甲三	百会、前顶、后顶、通天	风府	风池		曲池、支沟、列缺、阳谷、八邪、足三里、三阴交、昆仑、照海、八风	督脉、手足太阳、手足阳明、手足少阳、手足太阴	《中国百年百名中医临床家·杨甲三》	①阴阳经通用；②四肢部只取肘膝以下穴；③头、项、四肢配穴法
（14）郑槐山		大椎		大杼、风门、肾俞、关元俞、秩边	肩髃、曲池、四渎、外关、合谷、环跳、风市、阳陵泉、足三里、绝骨、三阴交	督脉、足太阳、手足阳明、手足少阳、足太阴	20例，痊愈5例，有效14例，无效1例。《郑氏针灸全集》	躯干+四肢配穴法

续表

	局部	邻近		远部		经络	疗效及出处	点评
	头	脊柱	颈项	躯干	四肢			
（15）靳瑞	颞三针、四神针	风府透哑门			合谷、太冲	少阳、督脉、足太阳、手阳明、足厥阴	163例，痊愈23.9%，显效38.7%。《靳三针疗法》	颞三针有特异性，风府刺法值得注意
（16）徐彬	运动区		上闪电	下闪电	曲池、外关、合谷、后溪、阴阳陵泉、足三里、三阴交、解溪	手足阳明、手足少阳、手太阳、足太阴	《神针妙手奇方》王学良等著	①刺激神经干与刺腧穴并用；②头+颈项+躯干+四肢配穴法
（17）宋正廉	百会、通天、承光		风府					①三方代表四个部位，宋氏在分部治中风是颇有见地的；②四肢取穴不过肘膝
			夹脊$_{5-6}$	夹脊胸$_{11-12}$、腰$_{1-4}$、夹脊胸$_{1-2}$				
					曲池、外关、合谷、环跳、阳陵泉、足三里、三阴交、太冲			

续表

	局部	邻近		远部		经络	疗效及出处	点评
	头	脊柱	颈项	躯干	四肢			
（18）王乐亭	（百会）	督脉十三针				督脉、手足阳明、手厥阴、足太阴、足少阳	《金针王乐亭》，王氏有中风十三治，这里从中选出三法	①督脉入脑，有治瘫首选督脉之说；②腹部任脉、足阳明经穴有调理胃肠、通腹，任脉通督脉，联系于脑；③四肢取穴不过肘膝
				上脘、中脘、下脘、气海、天枢				
					曲池、内关、足三里、三阴交、合谷、阳陵泉			
（19）张登部	灸百会		灸天窗			督脉、手太阳	33例，痊愈13例，有效97%。《当代中国针灸名家医案》	灸法当重视，北京中医院急性期中风有悬灸人迎之法
（20）杨元德	印堂透山根				合谷、曲池	督脉、手阳明	《当代中国名医针方针术集成》	醒脑开窍不一定是内关、人中之专利
（21）李复峰				中府穴外旁开0.5寸	郄门、手三里、秩边直下0.5寸、委中上2寸、委中下1.5寸	手厥阴、手阳明、足太阳、手太阴	《当代中国名医针方针术集成》	作者认为强刺激优于弱刺激，粗针疗效大大高于毫针，刺神经干比刺腧穴效佳
（22）翟玉秋	百会、太阳、印堂			气海	神门、行间	督脉、任脉、手少阴、足厥阴	《当代中国名医针方针术集成》	重任督

续表

	局部	邻近		远部		经络	疗效及出处	点评
	头	脊柱	颈项	躯干	四肢			
（23）李历城					照海$_{双}$、太溪$_{双}$、公孙$_{双}$、三阴交$_{双}$、太冲$_{双}$、上下巨虚$_{双}$	足三阴、足阳明	《当代中国名医针方针术集成》	①治中风法从肝脾肾； ②四肢取穴不过肘膝
（24）申倬彬	百会	风府	风池		肩髃、曲池、合谷、环跳、阳陵泉、绝骨	督脉、足少阳、手阳明	《当代中国名医针方针术集成》	上肢取阳明，下肢不取自取矣；下肢取少阳，上肢不取自取矣，何尝不是互刺
（25）金太浩			风池、新扶突			足少阳	130例，治愈率90%以上。 《神针妙手奇方》	风池、新扶突治愈率极高，值得关注。颈项部的腧穴存在特异性
（26）田从豁	百会	风府	风池		大陵$_{双}$、行间$_{双}$、丰隆$_{双}$	督脉、足少阳、手足厥阴、足阳明	《田从豁临床经验》	百会、风池、风府相伍见诸（13）（23）
（27）陈子富	百会	风府			合谷$_{双}$、太冲$_{双}$、阳陵泉$_{双}$、悬钟$_{双}$、足三里$_{双}$、丰隆$_{双}$、颊车、丝竹空、肩髃、曲池、环跳、血海	督脉、手足阳明、足厥阴、足少阳、足太阴	《当代中国名医针方针术集成》	重腧穴功能

续表

	局部	邻近		远部		经络	疗效及出处	点评
	头	脊柱	颈项	躯干	四肢			
（28）毕福高	上下面瘫			夹脊（腰段）	肩髃、曲池、合谷、梁丘、阳陵泉、悬钟、八风	手足阳明、足少阳	《神针妙手奇方》	
（29）邱茂良					肩髃、曲池、手三里、外关、合谷、环跳、髀关、阴阳陵泉、足三里、三阴交、绝骨、太冲	手足阳明、足少阳、足太阳、手足太阴、手足厥阴	34例，痊愈20例，占66.6%，显效9例，占30%，好转3例，占10%，无效2例，占6.6%。《中国针灸大全》	
（30）王守平	睛明					手足太阳、手足少阳、足阳明、阴阳跻脉	中国针灸，2000，（7）：21–22.	睛明穴之效为头穴之冠
（31）张子菡		大椎			肩髃、曲池、外关、合谷、环跳、阳陵泉、足三里、绝骨、三阴交	督脉、手足阳明、手足少阳、足太阳	《杏林针传》	督脉配四肢穴

说明：1. 本表格完成于2002年底，共收集了45位针灸专家治疗中风的经验方，现经增删修订为31位。

2. 所选医家处方出于研究考虑，凡配穴、备用穴均略去。

3. 针灸名家治中风的表格，取穴按三部法绘制，参考了近三十种书籍。精选了31位针灸专家处方，点评是我个人的见解。

二、针灸医生针药结合之我见

自古及今听到最多的是强调提倡针药结合的论调，本人在此谈谈个人对此的看法。

针药结合不利于观察针灸效果，总结临床经验，提高针灸疗效，从事针灸临床研究。显然临床实践或科学研究具有排他性，针药结合取得疗效，无法客观地知道针灸作用的表现特点和效果，其他也就无从谈起。如果凡病皆针药结合，何以称之针灸医生，应叫针药大夫，如果一个针灸医生临床凡病皆针药结合，那么他的针灸技术倒是要打个问号；欠缺、不足是不断进步的动力，如果针灸疗效的不足用药物疗法来填补，那么我们追求技术进步的强烈愿望将被削减。如果我们认为解决问题的方法有且只有针灸一途，别无他法依仗，那么孤注一掷的执着，背水一战的决绝，迎难而上的一无反顾尽在其中矣。我们将专注于针灸研究，夙夜忧叹，倾心尽力；有人会说有的病针灸无效或效不佳，得需要药物帮助，我要说一部针灸发展史，就是一部将不可能变为可能的历史，是前人时贤挑战不可能，超越自我的历史。如果我们自设局限，自寻黎杖，针灸学何以正常发展？针灸学科是较其他学科相对成熟的学科，治疗手段众多，治疗病症广泛，疗效显著，古往今来积累了大量的治病经验，远非其他医疗手段可比，自然更具独立性，应该是像其他专科一样，以各自手段来独立处理临床病症，本应无可厚非。临床是可以针药结合，何以“提倡针药结合”，此实谬矣。试问针药结合就可百病皆愈没有遗憾吗？过于追求治疗上的完美，学科的边界将消失而不利于针灸发展。针灸是独立于中药内治体系易道医学之外的学科，提倡针灸临床针药结合，人为地绑架针灸和易道医学两个学科，是在取消针灸的独立性，是对针灸存在的否定，是针灸在迷失自我；蜚声中外的针灸医家中单针灸不用中药者屡见不鲜，他们不仅治急症针到病除，慢性病也能立竿见影，显得得心应手，轻劲有余，说明单用针灸完全可以独行其道。故医者当专研针道而不可杂投。

我的临床针灸是绝对不用中药的，故有以上体会。我体验到这是我现在取得的进步和成绩的条件和保障。因此我主张针灸临床不使用中药，我认为针灸医生要想提高针灸技术，最好不用中药。

三、心脑胃肠共主神明论及其在神志病针灸治疗上的运用

有言心主神明，有言脑主神明，本人提出解剖学的脏器心、脑、胃肠共主神明，即主宰人体的生理活动和主司意识思维情志等精神活动，论述如下。

（一）心、脑、胃肠相互配合相互影响共同主宰人体的生理活动

1. 心、脑、胃肠主宰人体生理活动 现代医学认为脑是人体的高级中枢，起着主宰人体生理活动的作用。胃肠分布有肠神经系统，首先由英国生物学家Langley发现并命名为肠神经系统（enteric nervous system，ENS），ENS是胃肠壁内的自主神经系统，具有独立于大脑而行使其功能的完整结构，胃肠壁内有一个完整的反射装置，从一级感觉神经元、中间神经元到支配胃肠效应器的运动神经元、并独立于大脑之外的肠神经系统。肠神经系统是人类的第二大脑，是人体的另一个神经中枢——肠脑，可以协调大脑完成对全身各组织器官的控制。肠脑又被称为腹脑。心脏推动血液运行，为包括肠脑和颅脑在内的全身各组织器官提供营养以维持其生理功能。即心也主宰人体生理活动。可以说心脏对肠脑和颅脑也有主宰作用。

2. 心、脑、胃肠在生理活动中是相互配合、相互影响的 肠脑和颅脑相互依存，相互影响，共同完成生理活动。肠脑又被称作腹脑，神经元密集，仅次于大脑，它可以协调大脑完成对全身各组织器官的控制。颅脑主要通过迷走神经与肠脑联系，颅脑对腹脑具有调制作用，来自胃肠感受器的信息不仅传至腹脑，还经传至颅脑。腹脑与颅脑是个整合网络，腹脑是通向胃肠效应器的最后通路[1]。由于腹脑（肠神经系统）的神经元产生的一些神经活性物质（神经肽或脑肠肽）具有脑肠的双重分布性，所以腹脑有时可以代偿性地协调大脑完成对全身各组织器官的控制。至今已认识的脑肠肽已超过60种，且其数目还将继续增加。脑肠肽的生物学效应是多方面的，它们不但对消化系统起重要作用，对心血管、神经、血液、泌尿和生殖以及内分泌系统等都有显著的影响。

心脏和脑相互配合、相互影响来完成生理功能。脑在中医为神明之

心，心脏在中医为血肉之心，脑的功能正常发挥有赖心血充足。而脑主神明又调控心血以荣养周身组织器官。

心脏和胃肠在生理活动中是相互配合、相互影响的。胃肠主饮食物的消化吸收排泄，在中医脏象学说里常用脾升胃降来描述整个消化系统的生理功能，即胃肠对应于中医的脾胃。脾的运化功能正常，则化生血液的功能旺盛，血液充盈，则心有所主。心血充盈，不断供养于脾胃，以维持脾胃之运化功能。可以看出中医的论述和西医关于消化系统和心血管系统的关系的论述是相契合的。综上所述，心脏和胃肠也是相互配合，相互影响的。

（二）心、脑、胃肠相互配合、相互影响，共同主司意识思维情志等精神活动

1. 心、脑、胃肠主司意识思维情志等精神活动 现代医学认为脑是主管人体精神意识思维活动的器官。

腹脑主司意识思维情志等精神活动。在肠脑研究中发现，从腹部到大脑的神经束比反方向的要多。90%的神经联系是从下至上的，因为它比从上到下更为重要。人体的神经传递物质——血清基，95%都产生于腹部“第二大脑”，这套神经系统能下意识地储存身体对所有心理过程的反应，而且每当需要时就能将这些信息调出并向大脑传递，于是，“肠脑”就像“颅脑”一样，能感觉肉体和心情伤痛，这也许会影响到一个人的理性决定。人们在腹脑中还发现了与大脑记忆功能有关的同种物质，研究表明，腹脑具有记忆功能。过度或持续不断的恐惧不仅在头部留下印象，甚至会给肠胃器官打下烙印。科学家已将一些病症的起因归为“第二大脑”的神经系统没有发挥功能，例如神经性恐怖症和抑郁症。

心脏主神志。心脏是否主神志，争议很大，我认为心脏主神志至少可从接受器官移植的人之性格脾气等改变的事实得到部分证明。如北京中医药大学著名《内经》学家王洪图先生讲《内经》时谈到有报纸登过一则消息，一个妇女患心脏病，后来移植了一个好的心脏，她就活过来了，生活习惯改变了不少，本来不喝啤酒，现在特别爱喝啤酒，本来不喜欢剧烈运动，她喝了啤酒之后又骑摩托，特别喜欢激烈的运动。后来了解到给她提供心脏的那个人是二十几岁的小伙子，死于骑摩托车出的车祸。接受心脏那个妇女脾气的改变，就和献心脏那小伙子的脾气很相似，而且据知献心

脏那小伙子特别爱喝啤酒。(《王洪图内经讲稿》, 88)此案例可以视为为验证心主神志而设计的一个器官置换的科学实验。心换了，神志也变了。

2. 心、脑、胃肠在神志活动中是相互配合、相互影响的 颅脑和腹脑在神志活动中是相互配合，相互影响的。①消化道被心理学家称为“敏感的情绪器官”。消化系统的运动和分泌功能主要受自主神经系统和内分泌系统的调节，而这两个系统的中枢与情感中枢的皮质下整合中枢解剖部位临近，是最敏感的心身相关器官。故有学者提出了“脑–肠轴”的概念。所谓“脑–肠轴”，认为在认知和情感中枢与神经内分泌、肠神经系统和免疫系统之间存在着相互联系的双向通路。外在刺激与内在信息通过这些神经连接与高级神经中枢相连，以影响胃肠诸多功能(《中医心理学临床研究》，人民卫生出版社，2010年)。②腹脑拥有大约1000亿个神经细胞，几乎与大脑数量相同，通过迷走神经及复杂的交感和副交感神经，与大脑相连，构成一个与大脑中枢直接连接的非常复杂的腹部神经网络，肠道有控制人类情感的5–羟色胺、多巴胺以及多种影响人类情绪的激素。95%的5–羟色胺由肠道产生，它可以防止人类抑郁，调节睡眠、食欲和体温等，腹脑存储身体对所有心理过程的反应记忆，使人的情绪、心理和腹部胃肠道功能之间互相影响，紧张、烦躁、焦虑等情绪都会在腹部不同部位反映出来。

心脏和脑在神志活动中相互配合、相互影响。心脏和血管所组成的心血管系统，由于其结构和调节功能的特殊性，很容易受到情绪等精神心理的干扰，故心血管系统又被称为“情绪器官”。同时中医认为心主血脉的功能异常，必然出现神志的改变。可见脑和心脏是相互影响、相互配合，共同维持神志活动正常进行的。

心脏和胃肠在神志活动中相互配合、相互影响。既然心脏和胃肠在生理功能上是相互配合、相互影响的，心脏和胃肠(肠脑)均主神志，那么神志活动的正常进行有赖于生理功能的正常进行，因此心脏和胃肠也是相互影响、相互配合，共同维持神志活动正常进行的。值得注意的是中医对于心脾关系的论述有神志的改变：心之气血亏虚，神无所藏，则脾之意无所主，思无所定，就可引起睡不安神、食不知味的神志病；若脾之气血亏虚，意无所藏、思无所主，思虑过度，势必影响五神五志之主的心，造成心不藏神主志，从而引起失眠多梦、心慌心悸的神志病。中医的心为心脏和脑耦合的系统，这个系统和胃肠(中医的脾对应于胃肠)相互作用，引起神志改变。可见心脏和胃肠在神志活动中是相互作用的。基于以上分析，我认为心脏和胃肠相互影响、相互配合，共同维持神志活动的正常进行。

综上所述，心、脑、胃肠两两相互影响，相互配合共同主宰人体生理活动和意识思维情志等精神活动。基于此，我在此提出心、脑、胃肠共主神明。此揭示了调心必调脑和胃肠，调脑必调心和胃肠，调胃肠必调心和脑，调心、脑、胃肠可以调节人体的各个脏腑形体官窍的功能和意识、思维、情志活动。

本人受到传统中医“心主神明”的启发，吸收生理学研究的最新成果，运用系统思想，从整体的观点、联系的观点出发，从宏观上提出解剖脏腑心、脑、胃肠共主神明。以心、脑、胃肠共主神明论治神志病、内脏病等疗效卓著，为怎样运用现代医学指导针灸临床提供了成功的一个范例，指导针灸治疗的应该是模糊和精确的结合。针灸学是建立在解剖结构上的，研究人体各系统、各组织器官对人体功能的调控的规律来指导针灸临床将是针灸学的重要内容。这也是指导针灸取穴的重要内容之一。为此必须关注现代医学、生命科学的最新研究成果，不断深化其认识。

神志病要调脑、心、胃肠。调脑：①可取头部穴，以睛明、百会、风府为要。②取脑经上的穴位，即任督二脉上的穴位；调心可取俞募穴膻中、巨阙、心俞、厥阴俞；调胃肠取胃、大小肠的俞募穴、下合穴。

四、经络循行特点

我将经络循行特点概括为：①上下相通；②左右相交；③前后相贯；④中旁相呼；⑤首尾相应。于是取穴有上病下取、左病右取、前病后取、中病旁取、首病尾取。

五、从大小肠经是否分布在上肢谈起

学术界有人对大小肠经分布在上肢提出质疑，在此谈谈我的观点。

1．如果不分布在上肢，那会分布在下肢吗？经络在四肢的分布，外侧为三阳经，内侧为三阴经，皆按前中后排列。下肢前则阳明、太阴，中则少阳、厥阴，后则太阳、少阴。可看出下肢没有给大小肠经留有空间，传统线性的大小肠经不会在下肢。如果存在也应该是其他形态，可能是片状分布，金氏反射区肠反射区的分布印证了这一点。

2. 我认为大小肠不应该有经络。有轮廓边界的独立的脏腑才有经络。胃、大小肠无缝衔接是一整体，这个整体有经络，就是阳明经，大小肠不应该有单独存在的经络。证据如下：①调理胃、大小肠的穴位遍布足阳明上，有募穴中脘（胃与任脉交会穴）、天枢（大肠募穴）、关元（小肠募穴）为足三阴、阳明、任脉之会（《类经图翼》），而且三者下合穴也在足阳明经上。这个经络就叫胃肠经。②临床实践表明大肠经迎香、曲池、商阳对便秘有显效。曲池之效有人认为甚至超过了下合穴。所以我认为胃肠经通过上肢即包括手阳明。

六、从穴位的位势看人身要穴知多少

穴位的位势是余提出的概念。位，位置。势，形状、形貌。指穴位的位置、形貌。位势在古汉语中是地位与权势的意思，地位决定权势，引申为穴位的位置决定功能的重要性。穴位的重要性与哪些因素有关较为复杂，余认为其中之一与它所处位置有关，即位置、形貌决定功能的重要性，从分析穴位的位势入手，可以推导出人身的大穴、要穴。一句话，凡是位于“中”的穴位，尖端的穴位，位于头、颈、躯干结合部，脏腑分界处（指膈、脐）的穴位，与脏腑直接相通的穴位，位于脏腑投影部位的腧穴，位于五官部位的穴位，颈部穴位，灵活部位如关节、手足部穴均是要穴必居之地。

（1）位于尖端的穴位：尖端是制高点，故为要穴。如要问鼻子上最重要的穴位是什么？一定是素髎，因为位于尖端。手上最重要的穴位是什么？一定是十宣，因为十宣居尖端。长强位于尾骨尖而为要穴。还有耳尖穴。

（2）位于头、颈、躯干结合部、脏腑分界处的穴位：前者如风府、天突、大椎。后者如至阳、膈俞、神阙、天枢、命门。

（3）与脏腑直接相通的穴位：如头部百会（位于矢状缝）、睛明（位于眼裂）、风府、风池（位临颅底孔），与脑相通而为要穴。

（4）位于脏腑投影部位的腧穴：如俞募穴。

（5）位于五官部位的穴位：五官是脑之门户，故睛明、听宫、素髎、金津、玉液为要穴。

（6）居“中”的穴位重要：“中”寓有中心、核心、主宰之意。耳前三穴最重要的一定是听宫，因为听宫居中。眼周最重要的穴位是什么？一定是睛明，因为睛明位居中。由于任督居于人体中线，其上的穴位要较他经为重要。哪些穴位是任督要穴呢？百会不仅居中，且位高为人体的两极部位，并位于三块颅骨衔接的矢状缝即脑顶心，故更重要。印堂又位于两眉之中故为要穴。呼吸器官鼻子和进食器官口，二者皆关乎生命，人中居于口鼻之间故为要穴。脑户近生命中枢延髓而为要穴，风府位于头项结合部而为要穴，天突位于颈胸结合部而为要穴。大椎位居项部和躯干的分界处故为要穴。中焦最重要的穴位一定是中脘，因为它位于经脉之中，脏腑之中，人身之中，故中脘为任脉要穴。膈、脐将脏腑分为三焦，膻中、神阙、至阳、命门位于膈、脐水平面而为任督要穴。会阴位于人体两极部位与百会呼应，又位于前后二阴中点，故为要穴。长强位于尾骨尖而为要穴。

（7）颈部穴重要：颈部是联系脑和五脏的枢纽，故颈部穴重要。颈部人迎、天鼎、扶突、天牖等穴可起大病奇疴。

（8）位于灵活的关节部位的穴位：如曲池、委中、太溪、环跳是要穴。

（9）手足部穴：手足是人最灵活的部位，以合谷、太冲最重要。

以上是由位势决定的要穴，当然还有其他因素决定的要穴，如经脉之循行交会、脏腑功能、全息等决定的要穴。但位势决定的要穴是最基本的、最重要的。

七、没有经外奇穴论

经络无处不在，所谓经外奇穴也是在经络上，并通过经络而起作用，否则不可想象。之所以在经外乃是因为经络学说不完善，经络学说需要发展、变革，新兴的反射区理论解决了这个问题。光强调奇正并用不够，要奇正并重。

八、涌泉为肾经井穴质疑

井穴的定位除涌泉外，均位于指趾端。余对此质疑，认为这是个错误。兹论述如下：

十二经脉的循行，经脉所止之处（有的指支脉）必是经脉所起之处，如此才能循环无端。经脉在四肢部交接实即表里经交接。有两种方式：①太阴、阳明交接，厥阴、少阳交接是通过手足支脉完成。如手太阴在列缺分出支脉与手阳明相接，足阳明在冲阳分出支脉至足太阴，手厥阴在劳宫分出支脉至手少阳，足少阳在足临泣分出支脉至足厥阴。②少阴、太阳之间的交接不是通过支脉交接，经络主线所止的部位即是下一经脉所起的部位，手少阴心经止于小指之少冲，手太阳起于小指的少泽。足太阳止于至阴，足少阴肾经起于小趾下。

井穴分布于十二经之肢端末梢。其命名含义，是指经气流行的起点，如泉水初出之处，故《灵枢·九针十二原》“所出为井”,《灵枢·本输》凡言井穴，皆云“出于”，其义即此。《灵枢·本输》中十二经脉中只有涌泉在足心，其他井穴皆位于指趾头上，其中除少商、隐白其他均位于指趾端，考本输篇中少商穴位置“手大指端内侧也”，隐白位于“足大趾端内侧也”。分析《灵枢·本输》井穴的分布特点结合井穴的概念，我认为二穴应位于指趾端，内侧是后世注文的混入。这样井穴的定位除涌泉外，均位于指趾端。涌泉为井，这既不合乎美学特征，也不符合井穴的概念。《灵枢·经脉》“肾足少阴之脉，起于小指之下”，依据井穴的概念，肾经井穴应该位于足小趾下，小趾作屈曲状，小指之下即为小趾之端，即足十宣的位置。涌泉应为荥穴。位于涌泉岂不是肾经和膀胱经断开了，不符合十二经脉如环无端循行流注的特点。之所以将肾经井穴定为涌泉，可能是在当时学术传承有人对小趾之下错误解读所致，以为小趾的下面的第一个穴是涌泉，便认定是涌泉，于是以讹传讹流传至今。

黄龙祥在《针灸腧穴通考》中论述到“现代文献中井穴，除中冲外，均依《黄帝明堂经》定于指甲角旁，而《内经》所载之井穴则另以‘十宣’名之，归为奇穴。《内经》中定于指趾尖的井穴之所以在《黄帝内经》中开始向指（趾）旁位移，主要是受经脉循行，特别是十二经脉如环无端循行流注的影响。在早期经脉循行的起点（或止点）不至指（趾）端，井穴的位置不受影响，及至经脉循行延伸至指（趾）端，特别是手小指和足大趾需要容纳两条经脉的走行，相关的井穴只好从中央向两旁移位。这种演变早在《素问》中已见端倪（《气府论》篇已曰‘委中以下至足小指旁各六俞’），直到《黄帝明堂经》仍未最后完成（手厥阴经和手太阳经井穴仍在指尖，而未移至指旁）。通过以上分析，可以看出：井穴定位的这种变化主要不是基于临床实践的经验，而是为了理论假说的自洽。”我认为此即为十二经中含有说明医理的成分的体现，是应该剔除的，井穴的位置应该还原为十宣的位置。否则就会出现井穴针刺放血，有的指（趾）头刺两针的荒谬可笑情形。正由于十宣穴位于指（趾）端，也就决定了其是手足上最重要的穴位，甲角旁虽位近尖端，有相似的作用，但不能取代尖端，因为尖端只有一个。

九、手（足）六井刺血应刺五针而非六针，刺井穴不如刺十宣

（1）一个指（趾）刺两针（如手小指之少冲、少泽；足大趾之隐白、大敦穴；足小趾之至阴、内至阴），不符合美学特征，科学的东西应该具有简练和谐对称之美。

（2）黄龙祥先生考证最初的井穴位于十指之端，因此手井穴刺血应是五针而非六针。何况至古就有心主两经论，手少阴、手厥阴同为心之经脉，应取中冲，而不应该再刺少泽，如此亦应是刺五针。

（3）我赞同周楣声先生的见解，肝经的井穴大敦应位于足中趾端，即新大敦。因为井穴应位于十宣位置，则足井穴刺血也应是刺五针，而非六针。十宣穴位于十指尖端，位置的重要性决定了功能的重要性。

十、涌泉穴为什么可以治胃痛、呕吐、呃逆等症

涌泉为肾经穴，肾经循行和胃没有联系，何以解释其可治胃痛、呕吐、呃逆？

我认为可以如此解释：肾经“……贯脊属肾……从肾上贯肝膈入肺中……从肺出络心……”即肾经和心、肝、肺、肾四脏皆有联系。上火下水左木右金，脾胃居中。四围气机正常则脾胃气机升降正常，胃痛、呕吐、呃逆自愈。

十一、关于厥阴俞治牙痛

厥阴俞治牙痛最早见于《针灸资生经》,《针灸真髓》记载日本针灸家泽田健认为厥阴俞是治上齿痛的名穴，因为上齿和心包络有密切关系。我查阅了以下文献：

1．杨长森教授认为劳宫穴治牙痛较他穴为优，杨氏得之于一农民之针牙痛法，令患者半握拳，在小指尖与无名指尖，下针捻转得气即可。

2．李祥农针刺内关治疗牙痛，常规消毒后，用毫针直刺内关穴0.5～1寸，得气后留针5～10分钟，如疼痛不止者可加强刺激。患者左侧牙痛者针右侧穴，右侧牙痛者针左侧穴。如系牙周脓肿等炎症引起的牙痛，应同时使用抗生素。(《中国中医药报》2007年7月27日:《李祥农针刺内关止牙痛》)

3．王学良针刺神门治牙痛，取双侧神门穴（前臂内侧，腕横纹尺侧尽端），常规消毒后，用0.5或1寸毫针快速刺入。疼痛剧烈者略加捻转或加用电针。一般留针10～20分钟，1日1次，1～5次为1疗程。用该法治疗牙痛，止痛快，疗效好，对牙龈炎、牙周炎所致牙痛疗效最好，龋齿之牙痛疗效欠佳。(《神针妙手奇方》)

4．在针灸治疗中对于疼痛性疾病选用心俞，可起到意想不到的作用。(《小秘方大疗效》)

根据以上我想到，神门、内关、劳宫这些调心的穴位都可治牙痛，难道厥阴俞只能治心源性牙痛？心俞可治各种疼痛性疾病，难道连个小牙痛解决不了？于是我在2017年底开始了厥阴俞治牙痛的实践。

共治10例牙痛，均无心脏病。其中上牙痛7例（包含龋齿1例），下牙痛3例。方法是毫火针，用0.22×15mm毫针行速刺法，深度2～3分，每穴刺3下，每日一次，每次针刺避开上次的位置，除龋齿外，均1～3次治愈。龋齿病人经一次治疗病去十之八九，又经5次治疗痊愈。体验到毫火针厥阴俞优于以前毫针刺诸穴，经1次就有显著效果，效果稳定持久且操作简捷。看来《针灸资生经》说的对。

按：读书要有挑剔欲，摆脱教条的束缚，敢于怀疑权威，从厥阴俞治牙痛可以看到人体联系的多样性往往超过我们的想象，当一个结论在头脑中形成，要通过实践去验证。

十二、睛明穴的定位、解剖、毫针刺法及注意事项

（一）定位

在目内眦角稍上方凹陷处。

（二）解剖

皮肤→皮下组织→眼轮匝肌→眶脂体（为填充分布于眼球、眼球诸肌、眶内骨膜之间的脂肪团块，对眼球起固定作用）→内直肌和筛骨眶板之间。浅层布有三叉神经眼支的滑车上神经，内眦动、静脉的分支或属支。深层有眼动、静脉的分支或属支，眼神经的分支和动眼神经的分支。

（三）毫针刺法

嘱患者闭目，医者押手轻轻向外侧固定眼球，刺手持针，于眶缘和眼球之间缓慢直刺0.3～1寸，不宜提插捻转，以防刺破血管引起血肿。针刺不宜过深，以免刺入颅腔。

（四）注意事项

1．针本穴前应先告诉患者：针睛明有时容易出现局部出血，产生黑眼圈的现象，但这属正常现象，大约一周左右即可完全消失，这一现象有利于疾病的治疗，而对病情决无不良影响（这种出血现象类似“自血疗法”“母血疗法”“埋藏疗法”“容血疗法”的方法），从而免除患者顾虑。

2．嘱病人放松，不要紧闭眼睑，不要眨眼，更不能乱动或哭闹。过度紧张或不合作者禁止使用睛明穴，以免发生意外。

3．注意选针，应选用30号或32号1～1.5寸的细针。针具质量要好，针尖不能毛糙带钩，针体要细腻、光滑，最好使用新针。

4．消毒用酒精棉球不可太湿，以防酒精入眼。

5．进针时，针沿眶骨边缘缓缓刺入0.3～1寸，最深不可超过1.5寸。

6．眼球周围组织较为疏松，进针比较容易，如觉针尖遇到阻力（即使是很小的阻力）或患者呼痛时，应略略退出，稍转换方向后，再行刺入。

7．出针时，动作要轻缓，慢慢地出针。

8．出针后，立即用消毒干棉球压迫针孔3～5分钟，防止出血。

9．由于该穴的皮下组织中有丰富的小动、静脉，且组织疏松，移动性大，若刺中血管，可致皮下出血，局部呈现瘀斑或青紫色，故出针后应常规地以棉球加压3～5分钟。内眦动静脉位于皮下，距内眦一般8mm处，针刺选穴时，切不可过于偏向鼻侧下针，以免损伤内眦血管引起出血。

若针刺深达1寸以上时，可刺中穿经眶内侧壁上的筛前管、筛后管，造成不易察觉的深部出血，患者主诉有眼球发胀、外突感。若出血较多，血液可在疏松的眶脂体内弥散，也可造成上、下眼睑皮下瘀血，呈青紫色外观，即所谓的“熊猫眼”。为了避免此种意外的发生，在进针时，针尖不要紧贴眶内侧壁，更不要过深达1寸以上。

临床观察，眼区穴位多可导致眼部血肿。其中，睛明穴最易发生，该穴浅部有内眦动、静脉和滑车上、下动静脉，深层上方有眼动、静脉主干。不论深刺、浅刺，稍不当心，即可出血。

选用针具较粗（如用26号或28号毫针）是引起眼周围出血的一个十分重要的原因。而深刺不当，出血往往也特别严重，表现在进针过急过猛，不恰当地使用提插或捻转之法。

出血轻症，系刺破浅层血管或较细小的动静脉分支所致。多在拔针后，针孔有出血现象，当时局部未见异常。数十分钟至数小时后，穴区周围逐渐显现青紫色的瘀斑。瘀斑面积一般不大，小如黄豆，大如蚕豆，多于1周内消退。可不予处理，或于第2日起局部予以湿热外敷，促进瘀斑消退。

出血重症，为损伤深层血管和较重要的眼部动、静脉所致。常在取针后数秒钟至半分钟内发生。出血侧眼睑迅速肿胀闭合，无法睁开。从第2日起，肿胀可逐渐消退。青紫色瘀斑据出血量多少，可波及整个眼睑，或全部眼周围区域，半月至20余日始可全部消退，一般不影响眼区的功能和视觉。处理方法为，24小时内，以纱布蘸蒸馏水或冷开水冷敷局部15～20分钟，可间断敷2～3次，有利于止血。24小时后用热毛巾湿热敷眼区，每次20分钟，每日2～3次。平时，可戴上消毒眼罩，眼睑肿胀消退后去除眼罩，改为每日热敷1次，直到瘀斑完全消失。

10．避免刺中眼球：针刺睛明穴，正常进针时，针下应该出现空而松的感觉，医者应仔细体会针下感觉。针刺时未固定待刺眼球，或进针时针尖过于贴近眼球，则极易刺伤眼球。有可能刺中眼球的外层巩膜。由于巩膜较厚且坚韧，针黏滞感明显。一般最容易刺中的是眼球左右横径最大处，即眼球的“赤道”处，也是巩膜最薄的部位，仅有0.4～0.5毫米。

11．避免刺中视神经：若进针过深达1.5寸以上时，有可能刺中视神经，此时病人反应强烈，主诉有眼内冒火花或冒金星感（视神经受刺激症状），应立即退针并给予对症治疗。

12．避免刺入颅腔：若针尖过分朝后外方刺入，并且深度超过2寸，则针尖可达眶上裂，可能刺中经眶上裂的动眼神经、滑车神经、展神经及三叉神经第1支眼神经，甚至透过眶上裂而伤及颅中窝内的海绵窦，造成颅内出血，引起剧烈的头痛、头昏、恶心、呕吐乃至休克死亡。因此针刺越深，手法越重，其危险性就越大。

按：本文对国内医家针刺睛明穴的经验及权威著述中关于睛明穴针刺的论述进行了总结，供临床医生参考。需要说明的是，睛明穴易刺伤眼球，看书无法掌握，须在临床医师指导示教下方可学会。也只有在临床医师示教下，掌握针刺要领，并有临床使用经验的人才可使用睛明穴。

十三、得气之我见

首先得气是感觉（这种感觉或是医者的手感，或是病人的感觉）和反应（包括皮肤的变化和动态等），而且这种感觉和反应是和效果密不可分、直接相关的。这里的效果是和感觉、反应同时出现的，即立竿见影。因为如果是几天后的效果，就无法判断这种效果和当时出现的感觉和反应的相关性。对于复合针感不能说都是得气反应，只有和出现的效果直接相关的针感才是得气反应。比如刺神经干常伴酸麻等感觉，但立竿见影的效果也只和触电感对应。感觉和反应是判断得气的基础，疗效是判断得气的依据。没有感觉和反应，虽有奇效也不叫得气。只有感觉和反应，没有出现立竿见影的疗效也不叫得气。感觉、反应和疗效二者缺一不可，是判断得气的充分必要条件。由此看出得气只是针灸临床中的一类现象而不是全部，即得气是对感觉、反应和疗效直接相关性的描述。忽略感觉、反应的隐性得气提法以及忽略疗效仅从解剖上解释感觉、反应作为得气机制的做法都是不正确的。在解剖生理上揭示了感觉、反应和效果存在特异的对应关系才是得气的机制。那种凡针必要求得气，补泻必须在得气的基础上进行显然也是不正确的。

我将临床现象分为三类，一类是得气现象，一类是有针感的不得气现象，即出现了酸麻沉胀，同时有效或无效的现象。有立竿见影之效，其实也未必是得气，咱们在临床中不也发现就是扎非经非穴处，随便一个部位也酸麻沉胀吗？难道这个立竿见影之效就一定和这种针感有关？我认为可能另有机制，也可能一些不要求针感就有疗效的微针疗法里的机制在起作用。还有一类是无针感的不得气现象，如腕踝针等。我认为体针和微针还有一大区别就是微针要比体针规范得多，这不仅表现在受中医干扰少点，最突出的是操作规范化，有明确的操作解剖层，而体针就含糊多了，言及某穴则曰刺1～2寸。皮下针则针至皮下，腕踝针、脐针、眼针等都有明确的操作解剖层，而且还有明确的操作的针感要求，故常能出奇制胜，以少胜多。但如果体针也明确时不会输给微刺，而且比微刺更有可操作性。

十四、由一例刺血病例想到的

病例：周某，女，56岁，2017年11月20日初诊。

主诉：头晕2年，目涩痛3个月。

病史：患高血压病6年，结膜炎3个月。

现症：头晕，右目涩痛，血压150/95mmHg。

取穴：耳尖。

刺法：三棱针刺血。

当即血出如涌，用棉签压迫亦不能止，至少8ml。

二诊，头晕大减，血压132/84mmHg，目涩痛明显好转，治疗同前，用手挤压亦仅出血不到1ml。

三诊，头已不晕，治疗同前。三诊后改隔日一次。

五诊，眩晕无，目涩痛消失，血压133/82mmHg。

讨论：

1. 本案初诊放血至少8ml应该是高血压的病理反应，结膜炎耳尖出血量并未观察到有出血量明显异常表现。

2. 本案初诊放血至少8ml，以后治疗每次用手挤压也仅1ml，这一细节很关键，可见正因为初诊的8ml，才有二诊的1ml，存在因果关系！由此我认为有些疾病会在人体特定部位（穴位）出现血量病理性增多现象，中医所说瘀血、青筋粗大等就含有“多余”之意。局部有“多余”的血，才是放血的前提。有人认为放血疗法是刺激血管壁感受器及交感神经的作用，余认为此论是片面的。有些疾病采用放血疗法是刺激血管壁感受器及交感神经治愈的，但有些疾病却是主因放出“多余”的血液而被治愈的。对于这部分疾病，局部血液病理性增多是其主要矛盾，放出“多余”的血液起主要作用，刺激血管壁感受器及交感神经有作用也是次要的。由是余将放血疗法分为：①以放出病理性增多血液为目的放血疗法。②以刺激血管壁感受器、调节交感神经为目的的血管刺激法。

3. 对于以放血为目的的操作，操作的频率对于同一穴位或刺血部位应以再次出现病理性增多为依据。

十五、术一定存在特异性吗？

下面谁能说出哪种操作最有效？有些还真难以分别，皆曰穴有无特异性，我不禁要问术是否也存在有无特异性的问题。

1. 翳风治周围性面瘫

（1）毫针法：李国安认为针刺翳风穴有较强的祛风通络作用，它能有效地减轻急性期面神经的水肿，减轻面神经的损伤，促进面瘫的恢复。针刺时，针尖向鼻尖方向进针，略行捻转泻法，使患者有较强的酸麻胀感，并扩散到面部为度。李氏以此法治疗一例发病1日的病人，留针30分钟，隔日1次，针刺5次后患者痊愈。（《李国安针灸临床经验撷英》，117）

（2）悬灸法：梁琼瑛治一例急性期周围性面瘫病人，每天重灸翳风穴1次，每次20～30分钟，热力以能耐受为度，并嘱每早洗脸时，面部热敷。连治7天后，面部各表情肌开始恢复活动，再悬灸7天面瘫痊愈。[四川中医，1992，(1)：44-45]

（3）刺络拔罐法：黄丽萍等运用翳风穴刺络拔罐和针刺治疗急性期周围性面瘫，针刺选用穴位及操作从略，每日1次，每周治疗5天，1月为1疗程。刺络拔罐：将患侧翳风穴常规消毒后，左手拇、食、中三指夹紧翳风穴被刺部位，右手拇、食两指持毫针快速点刺数下，以局部有出血为度，再用2号小口径透明玻璃罐以闪火法将罐吸拔在点刺部位上，出血量以3～5ml为宜。3～5分钟后起罐并清洁皮肤。每日治疗1次，连续治疗5天后停用。58例，痊愈16例，显效19例，好转21例，无效2例，愈显率60.34%，总有效率96.55%。[陕西中医，2010，31（4）：473-474]

2. 翳风穴治中耳炎

（1）毫针法：金南洙治一感冒后得了中耳炎的老人，耳道流脓水。针刺翳风穴，20多分钟后，拔掉针，耳朵里面的脓水已经开始干了，老人感觉耳朵不疼了。(《针通经络灸调阴阳》，131)

（2）艾灸法：夏秀运用艾灸法治疗急性化脓性中耳炎，施灸前，先用消毒棉签蘸双氧水将外耳道拭净，然后点燃艾条，在距翳风穴（患侧）皮肤约3cm距离处，以雀啄法熏灸，一直灸至穴周围皮肤潮红，按之有烙热感即止，时间一般1分钟左右，每日1次，5次为1个疗程。嘱患者每天用双氧水清洁外耳道2次。110只耳朵治疗一个疗程后，治愈48只，有效58只，无效4只，对有效、无效者继续治疗一个疗程，治愈46只耳朵，治愈率85.45%。[中国误诊学杂志，2008，8（11）：2737]

3. 神阙针灸治疗荨麻疹

（1）悬灸法：余宗南医案：杨某，女，46岁，1986年11月18日初诊。遍体皮肤风疹瘙痒已1年余，时隐时现，遇风涉水则重，腹部及大腿内侧尤甚，成片成块、奇痒难忍，近一周来加剧，治疗取神阙穴，用艾条温灸，每日1次，每次15分钟。治疗1次后诸症消失，共治疗3次而愈，半年后随访未复发。[上海针灸杂志，1990，（3）：24]

（2）拔罐法：刘光荣神阙穴火罐疗法治疗荨麻疹。用快速闪火法，迅速将火罐叩在神阙穴上，5～10分钟拔1次，连续拔3次，每日1次。拔罐局部郁血越显著，或起水疱者，效果越佳。若起水疱者，用消毒针头挑破，涂以甲紫药水，用消毒纱布固定，防止感染。30例，痊愈21例，占70%，显效8例，占76.6%，无效1例，占3.2%，总有效率96.6%。急性发作治疗效果高于慢性，达76.6%，慢性治疗效果差，而且易反复发作。[上海针灸杂志，1991，10（3）：21]

（3）刺血拔罐法：孙申田教授运用神阙穴刺血拔罐法配合针刺法治荨麻疹。神阙穴旁开1寸四周处，用三棱针或专用泻血针点刺出血，每次可点5～6处或6～7处，然后用负压罐在神阙拔罐，稍见罐内有血，留罐5～10分钟。把罐取掉后用干棉球把血擦掉即可。可每日1次，也可隔日1次，根据病情之轻重而定。针刺选曲池、足三里、血海、太冲、合谷、风市。(《新编实用针灸临床歌诀》，90-92)

4. 神阙穴治疗糖尿病

（1）艾灸神阙穴、大椎法：分别于每日上午4：30和下午4：30，艾条灸大椎、神阙穴，至穴位皮肤温热、红润为度，每穴各灸30分钟。每日2次，5日为1个疗程，2个月为1期。此法可以显著降低空腹血糖。可作为糖尿病患者的保健与治疗。(《常见病简易针灸疗法》)

（2）深针神阙穴法：《田原访谈录》第四卷中载王修身深针神阙治糖尿病有很好的降糖效果，具体操作技术不详，有风险，没掌握针刺要领勿试。

5. 大椎穴治疗高热

（1）毫针法：李澎涛应用大椎穴深刺方法治疗外感、感染等各种原因引起的高热320例，取微低头位，医者用28号1.5寸针直刺，得气，做小幅度捻，一息10次，并用力提针。患者先感到肩背酸沉，继之出现沿督脉的感传，大部分病例针感可传至大腿和上臂部，此时，立刻出针。每日1次。针后1小时体温下降2℃者298例，22例体温下降不足2℃，但针后体温最高时也未越过针刺前。大椎退热深刺效佳，但切勿穿过黄韧带，以免造成脊髓损伤。(《单穴治病选萃》，343-344)

（2）刺血法：陈月琴运用大椎穴刺络放血法治疗感冒高热。三棱针点刺大椎穴，并挤捏穴位出血数滴，然后用适宜大小的玻璃罐采用闪火法拔罐，出血量以2~5ml为宜，留罐时间约为10分钟，每天治疗1次，最长不超过3天，嘱患者饮用大量白开水。100例，治愈64例，占64%；显效34例，占34%；无效2例，占2%。总有效率98%。[浙江中医杂志，2008，43(6)：347]

（3）火针按刺法：周楣声曾救治1例42℃高热狂躁之患者，为之按刺大椎，第一针神定，第二针神清，第三针高热立下降到39℃，未服任何药物，6小时降至正常。附按刺法：取血管钳1把，酒精灯一台，办公用大头针数枚即可，安排好病人的体位，选定孔穴，消毒皮肤，将大头针在酒精灯上烧红，对准孔穴刺入，深2~3毫米，用力下按（不是使针深入），不要放松腕力，可停留10~20秒钟出针。病人往往灼痛增强，针感可向远处传导，常用于瘫痪及剧痛难忍之时，一般只取2~3穴，最多也不超过4穴。如症状未曾缓解，可在原处再重复一次。(《灸绳》，101-102)

（4）电针法：针具：0.30mm×25mm毫针，韩氏穴位神经刺激仪（型号LH202H）。操作：用75%酒精棉球常规消毒，针刺大椎，针尖略向上，将韩氏穴位神经刺激仪输出线的小针夹一端夹在刺入大椎的针柄上，令患者手持另一端作为无关电极，选用2/100Hz疏密波，刺激强度以引起肌肉微微颤动、患者感觉舒适为宜（8～20mA）。每次治疗20分钟，治疗1次。结果：针刺大椎穴治疗感冒退热迅速，效果明显。（《实用五十穴》，156-157）

6. 大椎治疗颈性眩晕

（1）针刺法：徐威治眩晕，以大椎穴为主，个别病例配以百会、太阳。患者坐位，常规消毒穴位皮肤后，用28～32号1.5寸毫针，快速斜刺入穴位1寸左右，使用捻转手法，得气后留针30分钟。中间行针1次，隔日针刺。本法尤其适合因颈椎内动脉供血不足引起的眩晕。其中治疗7次而愈者3例，10次治愈2例，15次治愈1例。[山西中医，1990，6（2）：33]

（2）刺血法：贾广波治本病，令患者俯卧位，低头，穴位皮肤常规消毒，先以三棱针点刺大椎，以出血为度，后以大号玻璃罐闪火拔之，留罐10分钟，每周2次。痊愈16例（34.0%），显效12例（25.5%），好转20例（21.3%），无效9例（19.2%），总有效率为80.8%。[中国针灸，1995，（3）：11-12]

7. 大椎治疗扁桃体炎

（1）毫针法：杨红甫25年来用大椎穴治疗反复发作的多发性扁桃体炎、多发性麦粒肿、多发性疖肿，80%以上患者得到根治。用28～30号1寸半毫针，微向上斜进针1～1.5寸，得气后轻微提插捻转，针感向下或向两肩部放散时，立即退针。每日1次，7次为一疗程，疗程间隔3天，一般1～3个疗程即愈。（《单穴治病选萃》，345-346）

（2）刺血法：金龙洙等运用大椎穴刺血拔罐治疗扁桃体炎、咽炎950例。用采血弹针或已消毒三棱针点刺，针深0.2～0.3cm，出针后立即扣罐5～8分钟，起罐擦血，再扣罐（这时不能再针），起罐后局部用酒精棉球擦净贴敷料。效果：一般3次可愈，治愈率达98%。复发者再进行一个疗程即可。[中国乡村医药，1999，（9）：30]

8. 隐白穴治疗功能性子宫出血

（1）毫针法：刘炳权治本病，取双侧隐白穴，针1～2分钟，每5分钟行针1次，留针20分钟，每天1次，4天为1疗程。每个周期针4天，共针3个月经周期。隐白独穴组58例，治愈49例，有效8例，无效1例。[针灸临床杂志，2001，（11）：32]

（2）刺血法：罗文莲三棱针点刺隐白、大敦二井穴治血崩。操作方法：常规消毒后，于穴后1.5cm处，用线带缠紧，然后点刺1mm深，出血

2～3滴（可挤压出血），继用消毒棉球止血，碘酒消毒，或敷以消毒纱布，避免感染。每日或隔日1次，一般1～3次即愈。[青海医药杂志，1999，29（11）：7]

（3）灸法：沈丽君报道，用艾条温和灸隐白穴治疗血崩12例，每次15～20分钟，每日3～5次，血崩后再灸1～2天以巩固疗效，结果均获显效。[浙江中医杂志，1981，16（9）：428]

9. 后溪穴治疗盗汗

（1）毫针法：党香玲等针刺后溪穴治疗盗汗80例。治疗方法：针刺得气后留针15分钟，每日1次，7次为一个疗程。治疗结果：痊愈65例，好转12例，无效3例，总有效率为96.3%。[中国针灸，1994（S1）：228]

（2）细火针法：师怀堂细火针点刺法点刺1～3针，治盗汗有卓效。（《中医临床新九针疗法》，117）

10. 人中治昏迷 针刺人中对于过敏性休克、失血性休克、一氧化碳中毒性休克均有效，还可用于昏迷急救，并有升压作用。有人用放血方法治疗亦收良效。喻喜春用人中放血治昏迷，用细三棱针点刺该穴位皮肤后，双手拇、食、中三指挤出血1～3ml。轻者立苏，重者每天放血1～2次，连续1～5天多能清醒。（《单穴治病选萃》，373）

11. 支正穴治疗各种疣

（1）毫针法：安华针刺支正穴治疗各种疣76例。支正垂直刺入1～1.5寸，得气后行泻法，针感以沿经上下走窜或直达病所为佳，留针20分钟，间歇行针1～2次。每日或隔日1次，10次为1疗程，不服药物，不控制饮食。经治3个疗程，痊愈63例（82.9%），显效10例（13.1%），无效3例（4%），有效率96%。[中国针灸，1995，15（1）：33]

（2）灸法：用小麦粒大小艾炷灸3～5壮。（周楣声经验）

12. 涌泉穴治疗高血压

（1）毫针法：卢之分治疗本病，用28号或30号毫针，针向凹陷处中心直刺0.5～1寸。得气后轻微捻转1分钟，留针20分钟。每日针1次，双侧涌泉交替使用。少数病例在拔针后测血压可降低5～10mmHg，多数病例针3次后始降，5次后降至正常。轻者3次降至正常，重者最多10次即可。卢氏所治，特别是舒张压持续升高的患者22人均获良效，其中13人在5年内血压保持正常。有一人在10年后血压仍保持正常。（《单穴治病

选萃》，185–186）

（2）刺血法：用三棱针点刺放血，每次出血5ml左右。此法治高血压，尤其伴有头痛、眩晕明显者多效。（《一针灵》，79）

（3）灸法：①廖永廉采用艾灸涌泉穴治疗高血压60例，灸后血压有下降趋势者73.4%，1～2小时下降者82.6%。连续施灸一周后，则血压下降更为显著。［福建中医药，1963，（5）：5］②安素琪以艾条温和灸30分钟后，收缩压t值为8.55（$P<0.001$）；舒张压t值为8.09（$P<0.001$）。与口服硝苯地平的对照组具有同等快速的降压效果。［北京中医，1995，（6）：40–41］

（4）穴位贴敷法：李国安用吴茱萸研粉，用陈醋调成糊状，用纱布包裹，睡前敷于涌泉。（《李国安针灸临床经验撷英》，96）

13. 涌泉穴治疗呕吐

（1）毫针法：①病人取仰卧位，于双侧涌泉穴直刺0.5寸，用提插泻法。留针30分钟，中间行针2次。此法尤其顽固性呕吐效果明显，取其降逆气之功。（《一针灵》，36–37）②呕吐：耿恩广治本病，男用左涌泉，女用右涌泉，1寸针直刺0.3～0.4寸，得气后捻针，强刺激。（《针灸取穴纲要》，73）

（2）灸法：欧阳群运用灸涌泉治疗各种虚寒型呕吐，神经性呕吐，食物中毒所致呕吐，妊娠呕吐等。操作方法：选择大小同样的2根清艾条，点燃对准穴位并距离皮肤2～3cm，用特制支架将其固定，视艾条燃烧情况移动与皮肤的距离，以不烫为度。两侧同时悬灸，持续1～1.5小时。疗效：治疗数十例呕吐，多数一次见效，顽固性呕吐者需连续施灸3～5次。（《欧阳群针灸临证精要》，136）

14. 天枢穴治月经过多

（1）毫针法：取双侧天枢穴，用30号1.5寸毫针，针尖略向外侧刺，留针40分钟，行补法，于经前5天开始至经期结束为1疗程。（《经络腧穴学》，74）

（2）灸法：灸天枢可治崩漏，月经过多。（北京中医药大学《腧穴学教学参考资料》，70）

15. 劳宫穴治疗口腔溃疡

（1）毫针法：张维劲运用劳宫穴治疗口舌诸病，如口舌生疮、口流涎水、舌强等，用1寸或1寸半毫针，向手背方向直刺5～8分深，以针下满实，不涩不滞为度。留针30～60分钟，针下松滑为准。左右同刺。新病、实证多1～2次即愈。久病、慢性病一般3～5次可愈。（《单穴治病选萃》，222）

（2）悬灸法：何明波艾灸劳宫穴治疗口疮一例。艾条悬灸两掌心之劳宫穴，每穴每次15分钟，以穴位潮红为度，早晚各一次，7天为一疗程。结果：第一个疗程口臭明显好转，第二个疗程口臭已消失，溃疡点已愈。[上海针灸杂志，1994，13（4）：190]

16. 至阴治疗尿潴留

（1）毫针法：张德辉治疗痔瘘术后尿潴留，患者取仰卧位，针刺双侧穴位。用26号1寸毫针，快速刺入穴位皮下，捻转提插、强刺激手法，使针感从足小趾外侧沿膀胱经向上传，留针20分钟，一般针后10～15分钟即可排尿。如果针一次仍排不出尿，可间隔2小时左右再行第2次治疗。630例，1次排尿者450例，2次排尿者180例。[中国针灸，1996，（9）：33]

（2）刺血法：喻喜春用至阴穴放血治疗产后或手术后尿潴留，先揉搓小趾数十次使皮肤充血，用细三棱针点刺后，挤出血0.5～1ml。每天放血1次，1～3次即小便通顺。（《单穴治病选萃》，178）

（3）灸法：运用周氏万应点灸笔点灸至阴穴、内至阴穴，对术后尿潴留，每能立即解除。

17. 角孙穴治疗流行性腮腺炎

（1）艾灸法：扈武义治本病，悬灸（艾条距皮肤约1寸），以局部皮肤发红、发热为度，每次约灸20～30分钟，每天2次。或用艾绒制成约7个麦粒大小的小艾炷，先在穴位上涂以少许万花油或凡士林，然后将1个小艾炷直接放置于穴位上，用火点燃其顶端，待艾炷快烧完时取下，再换新的艾炷施灸，每次灸7壮。每日1次，疗效明显。[针灸学报，1992，（6）：38]

（2）火柴灸：用火柴点着后，吹灭火，迅即对准穴位点压，迅即离开，如此操作3～5次，使皮肤有轻微烫伤（此法为一种替代灸法）。（《针灸取穴纲要》，76）

（3）火针法：陈伟改用点灸角孙为火针点刺亦收同效。对于肿胀大且有硬结者，可在局部点刺几针，常在针后患者疼痛即减轻，张口亦不痛，一般1～3次即可肿消病愈。（《针灸临证探研录》，88）

（4）刺血法：马秀萍采用角孙穴三棱针挑刺出血治疗流行性腮腺炎，每

日1次。共治疗110例，痊愈108例，无效2例。［中国针灸，1995，（3）：106］

（5）指压法：吴凤初等治本病，患者取正坐位（年龄较小者可由家属抱坐位），医者以右手拇、食二指捏挤患者患侧穴位（双侧发病者则取双侧穴位），每次每穴捏挤50次，捏挤强度以病者有微痛而能忍受为度。每日1次，3次为1个疗程。本法因手法平和，刺激性小，且无遗留瘢痕等，故病者较易接受。共治疗12例，均在3次以内获愈。［上海针灸杂志，1990，（1）：23］

十六、对《素问·刺腰痛》："肉里之脉令人腰痛……少阳绝骨之后"的理解

《素问·刺腰痛》："肉里之脉令人腰痛，不可以咳，咳则筋缩急，刺肉里之脉为二痏，在太阳之外，少阳绝骨之后"。

从"腰痛，不可以咳，咳则筋缩急"看，当为坐骨神经根性痛症状，肉里之脉指神经，即坐骨神经。故将肉里之脉解作起于阳辅不正确。咳而腰痛，从少阳主筋来治不正确，因为还有太阳型、阳明型。之所以阳陵泉可治，因为它是筋之会穴，可用于各型。筋会之筋亦神经之意。"二痏"解作二次不正确，应解作二空，即二穴。"太阳之外"应为太阳之处，为一穴。"少阳绝骨之后"一穴，此穴不一定就是阳辅。

十七、针灸临床三不治

根据我的临床实践体会在此提出三不治：体态臃浮，形神尽失，将不久于人世者，不可治，此一不治也。治疗过程中病情反反复复，终无进展的，可能有恶病质，需进一步检查，此二不治也。症状表现和疾病明显不符，不可治，此三不治也，需要进一步检查。尝治一女性患便秘，三十余岁，面色发黑，额部皱纹粗大，显得异常的累，看上去有未老先衰之象，和一般便秘病人明显表现不同，出现了一般便秘病人没有的表现，给我留下深刻印象。针灸二十余次，无明显改善，后再未来。过数月，其友来针灸，告诉我，大概是说她在某医院检查肠道有扭转狭窄，用了一种仪器通了一下，病已明显好转。

十八、强迫症的治疗探讨

强迫症有强烈的不安感，对发生过的或未来的事由于不安，使心常陷入强迫行为或强迫思维当中。不安感在中医属恐，为肾之志。恐则必忧，忧久则必思（以思解其忧），思久则思虑化火，心肝火旺，可见恐为发病关键。恐为肾志，恐则肾虚，肾虚子病及母致肺虚则忧作，肺虚子病及母则脾虚，脾虚则思作矣。久则五脏皆虚，气机紊乱，痰瘀阻窍。由于心肝火旺，思虑化火日久，其人多气阴不足。故应调脑、五脏，根据脏腑表里相合关系而调六腑，显然用神脏方最宜。此病肾虚及脑，肾、脑虚是发病关键，脑虚是决定性环节。故应加重调脑肾之力，加督脉穴健脑补肾，取穴：承浆、人中、脑户、大椎、至阳、命门，速刺不留针。心烦焦躁明显者，加劳宫、涌泉。本人以上方治疗三例获得佳效，有待进一步临床观察。

十九、怎样调神志

（1）脑主神明故调脑。

（2）心、脑、胃肠共主神明，调心、脑、胃肠。

（3）根据五脏藏神理论，可根据症状取五脏原穴、井穴、荥穴。

（4）刺微针系统。根据泛脑说，微针系统对脑有较大意义。尤其是面部、脐腹、手足部的微针系统。

二十、范畴控制在针灸临床上的运用

所谓范畴控制是指被控对象存在的具体的准确时间和准确空间位置是不知道的，但被控对象存在的时间范围和空间范围是确切知道的，在这种情况下，对被控对象存在的时间范围和空间范围进行控制叫范畴控制，或叫覆盖控制或全方位控制。那些具有整体调理、治症广泛的穴位、穴组的运用就属于范畴控制，我总结为以下数组：

（1）脑经十四穴：人中、睛明、百会、风府、大椎、至阳、命门、长强、会阴、关元、神阙、中脘、膻中、承浆。

附简化方：百会、风府、大椎、至阳、命门、关元、中脘、膻中、承浆、人中、印堂、神庭。考虑上方应用不便故设，此方即上方减睛明、会阴、神阙，加印堂、神庭而成。

（2）五脏俞或五脏原。

（3）彭氏原络大接经。

（4）中脘、曲池、足三里（金南洙）。

（5）关元、气海、下脘、中脘。此腹针之引气归元方。

（6）中脘、关元、天枢。此腹脑三针，为余所常用。

（7）神阙、百会、人迎、耳尖、足三里、太溪，任选一穴。

（8）睛明、中脘、关元、天枢、五脏原。此余之神脏方之简化方。

二十一、现代针灸文献中关于人迎穴毫针刺法和针刺意外的报道

人迎穴乃人身之要穴。从现代针灸临床报道可知它可治中风偏瘫、中风失语、高血压、颈性眩晕、痛症、乳腺增生病、急性扁桃体炎、阻塞性睡眠呼吸暂停低通气综合征、更年期综合征、癔症、支气管哮喘、风湿性关节炎、痤疮、膈肌痉挛、心脏神经官能症、心律失常所导致的心悸胸闷、不定陈述综合征、周围型面瘫、咽喉不利等。这里收集了现代文献中人迎穴毫针刺法和针刺意外的报道。目的是让临床医生从中吸取现代医家的宝贵临床经验，分析其得失，为临床服务。

（一）现代针灸文献针刺方法论述

1. 避开颈总动脉的针刺法

（1）《中医应用腧穴解剖学》向深部触压颈总动脉的搏动，避开动脉，在其前方或略向内直刺，深度0.2～0.4寸，最深可达1寸。人迎穴正确的深刺方向应恰经过颈动脉鞘的前内方，若偏向外侧，即有刺中颈总动脉的可能，颈总动脉为颈部最大的动脉，刺中后针尖搏动感十分明显。若进针过于偏外，针尖从颈总动脉的后外侧刺入，则可刺穿颈内静脉，以致累及位于其后方的迷走神经，可带来严重后果。

（2）现代多数医家认为人迎穴的针刺方法以避开颈总动脉，垂直快速刺入真皮后缓慢进针1～2寸，患者出现酸、麻、胀、沉等针感即可。针

刺深度方面，随着人们对局部解剖结构的不断深入了解和针具的不断改进，人迎穴的针刺深度已从《针灸甲乙经》的4分到目前的1～2寸均有报道。曹一鸣、陈建勇等认为针刺人迎穴应以针柄随动脉搏动而上下振动为刺中。而王英则认为人迎穴在颈总动脉与胸锁乳突肌前缘之间可直刺1～1.5寸，胖人可刺2寸，针尖深抵颈椎横突前方。申国明等通过对针刺人迎穴的局部解剖观察认为，从皮肤至颈椎横突的平均深度为35.76mm，推算约合1.7寸，为避免针及颈交感干，他们认为临床针刺人迎以不超过1.5寸为安全针刺深度。此深度适合中等身材年轻人，遇到体形疲弱或肥胖之人针刺深度可适当调整。[中国针灸学会2009学术年会论文集，245–251]

（3）顾月华在针刺人迎时常选卧位或端坐位，头部不必抬高，医者左手食、中、无名指将颈动脉轻轻推向外侧，在左手中指指甲缘与喉结最高点平齐处（约喉结旁1.5寸）进针，直刺0.8～1.2寸，得气后施捻转平补平泻法。若取两侧人迎穴，应选用卧位，针刺深度可掌握在1寸内，刺激量由弱逐渐加强。[中国针灸，1996，(3)：40–42]

（4）师怀堂毫针针法：避开颈动脉，直刺2～3寸，滞针手法，使针感传导至颈项部、背部、手指部（手指要有触电感）。得气后立即出针，不留针。疗效：有显效或卓效，对脑血管病尤有卓效。注：本穴可治疗许多疑难大症，但针时务须慎重。针时要思想集中，如手握虎，如待贵宾，运用滞针手法，待患者手指有触电感时立即出针。(《中医临床新九针疗法》，79–80）

（5）焦春媛认为人迎穴的取穴在喉结旁开1.5寸，颈总动脉与胸锁乳突肌前缘之间较为安全。其根据山东中医药大学魏履霜教授的临床经验，刺人迎穴多采用此法，在操作时，患者取仰卧位，头部不枕枕头，充分暴露穴位，在平喉结旁开1.5寸，胸锁乳突肌前缘动脉搏动处找准人迎穴，严格消毒，用左手拇指或食指轻压颈动脉搏动处，轻轻向喉结部推挤，右手持针顺指甲边缘与胸锁乳突肌前缘之间垂直刺入0.8～1寸，胖人可刺1.5寸，不提插，轻捻转，产生酸麻胀的针感沿颈上、颈下传导，并向头部传导为最佳。在操作过程中，左右手相互配合，注意力集中，并随时注意观察患者，以防意外发生。在进针时如果患者感到疼痛较甚，可能针尖触及血管，应立即出针。由于人迎穴深部的颈动脉窦特别敏感，刺激颈动脉窦易发生晕厥，如果发生晕厥应立即出针并采取相应的急救措施。因此，为了避免这些意外的发生，在针刺前必须确定确实将颈动脉避开方可进针。针具也应注意选择较细的毫针。另外在用食指推开颈动脉时动作要轻柔，不可用力过大，更不可反复在颈总动脉处压迫，操作完毕应缓慢出针，稍轻按针孔以防刺伤血管引起出血。[陕西中医学院学报，2010，33（2）：44]

（6）张志刚，孙毓，苗红等运用人迎治疗咽喉肿痛，慢性咽炎，膈肌痉挛及更年期综合征。选用28号1.5寸毫针，以指切法进针，将颈动脉轻推向外方，固定穴位，稳定肌肉不得紧张和活动，沿颈动脉内侧，直刺0.8～1寸，寻找针感，刺入该穴，手下有空虚感，逐渐出现沉紧感，这是取得满意疗效的关键。若无沉紧或针感不强，将针上提向颈动脉内侧，内上、内下方向慢慢探找，以求整个咽部有胀麻、异物感。[针灸临床杂志，2000，16（6）：49-50]

（7）陈利君人迎穴的新定位及新用法：①定位：在颈部，与喉结相平，在胸锁乳突肌前缘，自喉结旁开至甲状软骨板边缘，取新人迎穴（距原人迎穴约1cm）。②刺法：以左手拇指、食指压住颈总动脉后，向内斜刺1寸，一般不宜行针。③疗效：对急慢性咽喉疼痛、喉源性咳嗽、声音嘶哑等有较好效果。④安全性：由于有着较明显的解剖学定位，操作时只要找到甲状软骨板边缘，然后紧贴其边缘将针刺入即可有效避开颈部血管神经，故较为安全。[实用中医药杂志，2013，29（2）：135]

（8）朱现民认为针刺人迎穴施术的关键在于进针术式、针刺深度及方向的把握。一般取仰卧体位，去枕垫肩，先用左手将颈总动脉轻轻推向外侧，刺持长度25～40mm的毫针，针尖紧贴示指甲侧，避开动脉直刺进针，刺入后只做小幅度捻转，不提插，嘱患者尽量不要说话或做吞咽动作。针刺根据不同病症及个人胖瘦体质刺入6～30mm，以针下产生酸麻胀痛感为宜。针刺深度与所主治的疾患不同有所区别，如针刺6～12mm多用于治疗头面病症、咽喉不利、哮喘气逆、中风瘫痪，当针刺深度达25mm以上则用以控制呃逆、调节心率。[中国针灸，2014，34（4）：367-371]

2. 洞刺法 人迎穴洞刺法源于日本学者细野史郎的“颈动脉的穿刺”法和代田文志的“刺洞”法，国内学者亦有这方面报道。主要适用于心血管疾病、呼吸困难、各种痛症、恶阻及消化系统的某些病症等。

（1）王立早介绍的洞刺法

1）部位：人迎穴在喉头上缘引横线与颈动脉相交之处。取穴时，使患者仰卧，去枕，将下颌向上反转，使窦部位置浮出于皮下。针刺部位在喉头结节上缘外侧约2.5厘米处，胸锁乳突肌前缘，可用手触知搏动最强的颈动脉之上，用30号不锈钢针（长5分到1寸）刺之。

2）手法：把针缓慢垂直刺入，如见针柄随着脉搏同时震动即为刺中。达到窦部深度0.5～1.5cm（即4分以内）。留针时间30秒至3分钟，最多不得超过4分钟，平补平泻，轻刺或即刺即拔，不须采用雀啄术，切忌捣针及强刺激。

3）注意事项：①必须取仰卧位，若取坐位易引起脑贫血。②缓慢刺入，若急速刺入，会引起窦反射，易诱发脑贫血、晕厥或头痛。③不可刺得太深，针尖触及窦壁或微微触及窦壁即可，刺入深度不得超过4分（约1.5cm）。④针刺时必须避开皮下静脉，刺中静脉可形成内出血，引起低血压、呼吸困难、缓脉，有时会诱发脑贫血、晕厥。[吉林中医药，1981，(4)：34-35]

（2）高血压及脑血管病所用的“人迎洞刺法”，实际上是刺激颈动脉窦的方法，针刺时可见针柄随颈动脉同时颤动。施术时仰卧去枕，下颌微抬，使窦部位置浮于皮下。先用押手触知搏动最强的颈动脉之上，在动脉搏动应手处取穴，用25mm长的毫针先将针迅速刺入皮下，再缓慢垂直刺入，如见针柄随着脉搏同时震动，即为刺中，一般刺入10～15mm，产生针感后，用小幅度捻转行针1～2分钟，切勿施以提插及强刺激手法，不留针。[中国针灸，2014，34（4）：367-371]

（二）现代文献中人迎穴针刺意外报道

《中医应用腧穴解剖学》：①刺中颈总动脉：由于结缔组织致密，血管壁坚厚，故针感黏滞，且有明显的波动感，此时应立即退针，由于血管壁坚韧，一般不致造成损伤出血。若疑有出血，应按出血常规治疗。因此进针时务必注意针感，避开动脉。②迷走神经受刺激：若如上述进针过于偏外，则可刺穿颈内静脉，以致刺中迷走神经。因静脉内压力甚低，不致有明显出血表现。但迷走神经中包含最重要的支配心脏活动的副交感纤维，当受刺激时严重抑制心脏的活动，使心率减慢，冠状血管收缩，病人自觉心悸、胸闷、面色苍白等，常可导致严重后果，以致生命危险。因此进针切不可偏外、过深，以及手法过重。

《针灸腧穴通考》：本穴下有一重要结构即颈动脉窦，在颈动脉的深层，伴随动脉的有迷走神经。若针刺不当，如不避开颈总动脉，则针刺深度超过0.5寸即可刺中颈总动脉，或刺中颈动脉窦，引起血压异常波动；若已经避开动脉，但针刺深度达0.6～0.8寸，则极易刺中迷走神经，超过1寸则易刺中交感干，会严重影响心血管系统功能，甚至危及生命。但有临床报道，刺及动脉壁，或刺入动脉中而不刺穿，有突出的调节心血管系统的功能。

刘海波曾治一女因甲状腺肿求治，刺左侧人迎5分无异常，刺右侧人迎4～5分时，患者突然昏倒，急去针，指掐人中，针人中、合谷，约2～3分钟，患者长出气而渐复苏，脉42次/分，血压70/40mmHg，头出虚汗，口嚼不止，目呆不语，约15分钟方完全清醒。此例提示人迎不可深刺，颈动脉窦的敏感性个体差异很大。[内蒙古中医药，1989，36（2）]

《萧少卿针灸精髓》：一医师针刺人迎1.3寸后，患者顿即深度晕针，不省人事，经针人中、中冲以急救而无效，故特邀请萧老师前来救治。刻诊：患者平卧门板上，面色苍白，不省人事，肢冷汗出，脉象微弱，肌肉松弛，瞳孔散大等一派严重晕针危象。究其病由，实因针刺人迎穴，刺中颈动脉窦而导致血压突然下降所引起。治以强心升压为急务，乃取定晕苏厥方针灸之，施术10分钟后，患者肢温，汗收，脉起，面部潮红而逐步苏醒（附定晕苏厥方：水沟、内关、百会、足三里。主治：晕针，症见面色苍白，多汗，心慌，头昏，眼花，胸闷，泛恶，四肢厥冷，脉沉细，甚则神志昏迷，倒仆于地，唇甲青紫或二便失禁。随症加穴：心悸多汗者，加阴郄、后溪；肢冷脉微者，加太渊、气海、关元；神志昏迷者，加合谷、涌泉、神门）。

二十二、中风病验穴、穴组

（一）中风急救

1. 师怀堂经验 师怀堂对脑出血引起的中风，急性期仅用毫针重点针刺井穴即可，井穴有很好的止血作用，一天可针2～3次，先止血，3天后，方可配用其他针具。脑出血急性期一般不用梅花针，因梅花针有破血的作用。（《中医临床新九针疗法》）

2. 罗诗荣经验 风府为督脉经穴，针此处可使脑内出血立止，起到令病情稳定和减轻的效果。但此穴深处邻近延髓，浅刺无效，深刺有一定危险，须绝对掌握针刺方向及手法。风府穴见效后再取手足阳明经，调和气血，引血下行，兼而吸收脑内血肿，大脑功能恢复则肢体功能必愈矣。(《名医针灸精华·罗诗荣》)

（二）半身不遂

1. 睛明 见本书第六章“一、睛明发微”。

2. 金津、玉液 邱茂良对上肢瘫痪久治不愈者，针后往往能立即举臂，但为时较短暂。(《中国针灸治疗学》)

3. 翳风 张世杰老医生言：“病人全身不能动弹，全瘫，针翳风足趾可动，大足趾及二趾皆能动，后取委阳足趾马上能动。”故遇下肢瘫、痿不用，多取翳风穴治之。

4. 天柱 赵先亮等取患侧天柱穴，常规皮肤消毒后，以1.5寸针针刺，得气后捻针行气3分钟，立即令患者带针行走10米距离，观察疗效。经治50例，显效19例，占38%；有效21例，占42%；无效10例，占20%；有效率80%。[针灸临床杂志，1996，12（1）：36]

5. 率谷 中风偏瘫，细火针，点刺0.1～0.2寸，每次3～5针。有卓效。(《中医临床新九针疗法》)

6. 百会透曲鬓 孙申田等治疗脑血管病偏瘫，常规消毒后，以28号、30号1.5～2寸的毫针，沿头皮下从百会向曲鬓方向，分三段接力刺入，施行快速捻转手法约200次/分，连续5分钟。休息5分钟，重复3回，约30分钟出针，每日针刺1次，15次为一疗程。痊愈率47%。[中国针灸，1984，（4）：5-7]

7. 人迎

（1）吴义新等针刺人迎穴为主治疗脑血管疾病，取双侧人迎穴（喉结旁开1.5寸），患者平卧，常规消毒后，以左手食、中指摸着颈动脉，避开颈浅静脉，右手持28号毫针快速刺入真皮，再缓慢进针，待患者感到有酸、麻、胀、沉时，用小幅度捻转，捻转约1～2分钟即可将针拔出，进针深浅以患者颈围粗细为度（颈围29～34cm，进针2～2.5cm；颈围35～42cm，进针2.5～4cm）。一般10次为1疗程。如无不适，则继续治疗，若感觉疲劳可休息2～3天。治疗197例，治愈54例，显效61例，有效75例，无效7例。[中国针灸，1982，（2）：9]

（2）胡玉珍等针刺人迎穴治疗中风偏瘫，悉为脑梗死所致。方法：令患者仰卧位，颈下放一枕头，头尽力后仰，将颈前部充分暴露，在喉头结节上缘引一横线，在胸锁乳突肌的前缘，手指触及有很强搏动的颈动脉处做标记消毒。用左手食指和中指把胸锁乳突肌和颈动脉拉向外侧，右手拇指和食指持针的尖端，在标记部位，用26号3寸不锈钢针直刺4～5cm深，则有（酸麻热胀）传感，捻针约1分钟（视病情而定，一般不留针）。每日1次。针刺时，鼓励病人患侧配合活动尽量做屈伸运动。234例，99例痊愈，占42%；基本痊愈102例，占43%；显效25例，占11%；好转6例，占2.6%；无效2例，占0.9%；总有效率为99%。[胡玉珍，董建华. 针刺人迎穴治疗中风偏瘫234例. 山东中医杂志，1991，(3)：30]

（3）刘贵仁以人迎为主穴，阳陵泉、太冲为辅，同时配合对症取穴治疗中风偏瘫234例。操作方法：主穴人迎，令患者仰卧位，颈项下放一小枕头，使头尽力后仰，将颈项部充分暴露，在喉头结节上缘引一横线至胸锁乳突肌前缘之交点处取人迎穴。术者右手持28号2寸不锈钢针，左手食指将颈总动脉推向外侧，然后以套管进针法进针，直刺4～5cm深，针尖直抵颈椎横突骨面，当针下有阻力感时，施以雀啄手法，使酸、麻、胀、热感传至同侧肩或手指，但切忌大幅度提插，以免穿破血管造成内出血。主穴留针10～15分钟，辅穴留针20～30分钟。每日针一侧，左右交换，10次为1疗程。经治疗1～3个疗程后，234例，基本痊愈99例（占42%），显著进步102例，占（43.6%），进步31例，无效2例，总有效率99.1%。[陕西中医，1995，16（10）：463-464]

（4）孙学全治上肢瘫善用人迎，认为人迎靠近星状神经节，针之有捷效。针时取患侧穴位，以左手食、中二指定穴，并沿胸锁乳突肌内侧缘将颈动脉向外拨开，然后在食、中二指尖之间迅速破皮，小心进针1～1.5寸，进针时针尖应稍向内偏，以避免损伤颈内大血管，行针时禁止提插捻转，只刮针柄，使针感直接传至患侧上肢，3～5分钟后缓慢出针，仍以左手食中二指压迫半分钟以防止出现血肿。观孙老施术，针后患者上肢多数即刻能动。(《当代针灸名家临床经验集成》)

（5）灸法：马淑惠等应用温和灸人迎穴的方法治疗30例缺血性脑血管病（包括椎基底动脉供血不足）患者。操作：以温和灸法灸双人迎穴10分钟。艾条距患者皮肤约2～3cm，以有温热感而无灼痛为宜。每日灸人迎穴1次，每次10分钟，连续10天为1疗程。艾灸后患者脑血流量及临床症状等有明显的改善。应用本法可治疗中风先兆症，对预防中风的发生有极其重要的临床意义。[北京中医药大学学报，1998，21（3）：68]

8. 海泉 李忠仁用海泉穴治疗中风偏瘫患者手功能不用者，操作：患者正坐张口，倚靠椅背，自然伸舌，医者立于患者右前方，左手隔着消毒纱布抓住患者舌体，向后上方拉起，充分暴露舌底舌系带根部。右手持28号1.5寸毫针先点刺海泉穴，然后于其穴位两侧，应用合谷刺手法，左右成30°斜刺进针，稍加捻转提插，当患者有强烈刺激感或闪电感时即出针，出针后令患者运动舌体1～2分钟。共治15例，基本痊愈者3例，显效3例，好转8例，无效1例，总有效率为93.33%。注意事项：中风重症及昏迷、全瘫患者疗效较差。孕妇禁针。出血性疾患、局部感染、水肿者禁用。（《单穴治病选萃》，388–389）

9. 隐白治下肢瘫痪

（1）李秀芳等针刺隐白穴为主治疗中风半身不遂30例。取穴：隐白、大敦、丝竹空，辅以辨证配穴。针刺隐白、大敦穴，以左手拇、食指夹住欲针的足趾，右手持28号1寸针捻转刺入2～3分，随捻针，随嘱病人足及下肢做抬起动作。施针时若患足从不能动变成能动或略能举动，可随捻针随动，一次比一次抬得高。若第一次能抬高离床10～15cm，其多数经治20天左右，能在他人扶持下自行迈步。另外，针丝竹空亦使下肢做抬起动作。[中国农村医学，1982，（5）：34]

（2）郑魁山教授用隐白治中风偏瘫时，左手拿患者踝部，右手持针，针隐白捻针时，左手将患腿往上送，使其屈腿，一捻一送，反复进行，有助于患肢恢复。

（3）三棱针点刺出血治脑血管意外后遗症有显效。（《中医临床新九针疗法》）

10. 髀关 东直门医院孟宪坤医生用髀关治疗半身不遂病人的抬腿困难效果甚好。

11. 五处、承光、通天、络却、上星、前顶、百会、后顶、风池九穴 ①高洪宝以五处、承光、通天、络却、上星、前顶、百会、后顶、风池九穴治脑血管病引起之语言不利、舌硬效果甚捷，对脑血栓形成多有疗效。②耿恩广教授每遇到脑血栓形成的患者，必先首选以上九穴加风府，对病人言语不利、舌根发硬常收立竿见影之效，有的上肢不能高抬的人，也增加了活动度。（《针灸取穴纲要》）

12. 灸天窗、百会 张登部等用艾条灸天窗、百会穴，治疗脑血管病所致偏瘫、失语患者33例，病程在半年以内。操作方法：点燃艾条，先灸肢体健侧的天窗穴，艾火距离皮肤3～4cm，以患者感觉温热舒适为度，灸15分钟。后灸百会穴，方法同天窗穴。每次亦灸15分钟，每天灸1～2次，30天为一疗程，休息3～5天，再进行下一疗程。并坚持治疗1个月以上。基本治愈13例，明显好转13例，好转6例，总有效率97%。[山东中医杂志，1987，(6)：12-13]

13. 厥阴俞、心俞 朱红影等针刺心俞、厥阴俞结合药物治疗急性缺血性脑卒中，观察到厥阴俞、心俞具有明显提高急性缺血性脑卒中临床疗效的作用。其可能的机制是针刺通过神经-内分泌系统的整合，作用于中枢神经系统，提高血浆降钙素基因相关肽、6-酮-前列腺素水平，降低血浆血栓素B_2水平，缩小脑梗死的体积，改善心电图指标，降低神经功能缺损评分。同时可能通过改善心脏功能，促进脑功能的改善，达到共同提高临床疗效的目的。[针刺研究，2003，28(3)：203-209]

14. 风池透风池穴 郭红健临床观察到风池透风池穴可改善缺血性脑血管病椎-基底动脉血流量，通过与传统的风池穴针刺法比较，发现左椎动脉、右椎动脉及基底动脉的血流速度均有明显提高，并有极显著性差异。这为针刺治疗缺血性脑血管病开创了一个新的思路。[北京中医，2005，24(6)：68]

（三）手指挛急

1. 少府 刘群霞等运用少府穴治疗中风病手指挛急，操作：毫针刺入少府穴0.5～0.8寸，行提插捻转手法，患者有酸困胀痛之感，进针得气后挛急之手即可伸直。每日1次或隔日1次。[四川中医，1992，10(6)：51]

2. 针腕骨。

3. 手握不开、疼痛无力针中渚，加腕骨疗效更佳。（李忠仁经验）

4. 三间、后溪 方幼安针刺三间、后溪治疗中风后屈肌张力高，手指僵硬，紧握拳，不能伸开。均进针1.5寸，左右两手持针，同时操作，用“捻转补泻”的泻法运针。本法能在1～2分钟内使手指完全自动伸开，经一段时间治疗后，可使屈肌力恢复正常。（《针灸临证指南》）

5. 大陵 郭泽新通过68例中风偏瘫伴有上肢屈肌优势痉挛状态的治疗，体会到以毫针深刺痉挛优势侧大陵穴，得气后反复快速提插、捻转，获取深部组织强针感可立即缓解其腕、指的痉挛状态，表现为腕、指屈曲状态的缓解；被动运动腕、指时阻力减小；甚可见一定程度的伸指、伸腕主动运动，这种主动运动在治疗前患者无法完成。其缓解痉挛状态效应优于以同样针法针刺痉挛劣势侧穴位阳池。[针刺研究，1988，(3)：196]

6. **后溪透劳宫、合谷透劳宫、外劳宫透内劳宫** 刘炳权用后溪透劳宫、合谷透劳宫、外劳宫透内劳宫治疗手指活动不灵效果很好。(《九针专家治疗精华集》，101～105)

（四）中风病上肢麻木

李忠仁点刺少商放血对中风患者上肢麻木疗效满意，每次只能维持6～8小时，10次以后才能彻底改善。

（五）偏瘫上肢肿胀

魏宏等运用放血疗法治疗偏瘫患者上肢肿胀30例，病程为2个月至2年。治疗方法：取商阳、中冲穴，常规消毒，用三棱针点刺放血2ml左右，隔日1次，直到症状完全消失。疗效：治愈率为100%。最少者针刺2次，最多者针治5次，其中2次治愈19例，3～5次治愈11例，病程越短疗效越好。[针灸学报，1992（4)：32]

（六）足内翻

1. **丘墟透照海** 李连生运用丘墟透照海穴治疗脑血管病所致踝内翻及踝关节僵直，用28号或30号3.5寸毫针，针尖斜向照海穴，进针3寸左右，可在照海穴触及针尖，局部有酸、麻、胀后，采用小频率捻转，轻轻提插使酸、麻、胀感放散至全足。留针10～20分钟。所治68例，治愈63例，有效5例，每日1次，20次为1疗程，一般治疗30次左右，关节可基本恢复。(《单穴治病选萃》，274)

2. **三阴交** 李忠仁应用三阴交治疗中风偏瘫患者伴足内翻后遗症，用28号2寸毫针，针略斜向丰隆穴方向进针，得气后再提至皮下，再向下斜刺1～1.5寸。拇指前后缓慢捻转，患者自觉针感向下传导的同时，偏瘫之内翻足瞬间外翻，即留针30分钟。每日1次或2次，李氏所治500余人次，发现针刺得气同时即出现足往外翻者413人次，有效率达83%。对中风偏瘫患者，用三阴交与不用三阴交进行对比，发现用三阴交组足内翻恢

复的时间比不用组提早10±3.15天（P＜0.05）。（《单穴治病选萃》）

（七）中风下肢无力

1. **太白**　熊大昌治中风下肢无力医案。患者，女，65岁，退休，1999年8月7日初诊。患者1年前缓慢出现下肢无力，走路不稳，经常欲摔倒，CT显示“小脑部栓塞”，经输液及口服中药等治疗，效不佳，故前来要求尝试针灸治疗。现症见：下肢痿软无力，行稍远而喘息，易疲乏，健忘，腿部畏风寒，双脚发冷，饮食与二便基本正常，血压120/70mmHg，舌苔薄白，脉弦细而滑，有上实下虚之象。辨证：肝肾阴虚，筋脉失养。取穴：百会，合谷，足三里，三阴交，太冲，每周3次。经十余次治疗后，腿脚畏寒稍有好转，但下肢仍然无力。此时乃单加太白，治疗3次后，患者自觉腿脚明显有力；连续治疗2个月后，患者自觉气力大增，脚汗出，且可自己上下楼及在附近遛弯等，病情基本痊愈而停止治疗。[中国中医药信息杂志，2009，16（6）：87–88]

2. **下巨虚透足三里**　顾跃武运用下巨虚透足三里治疗脑血管意外恢复期下肢肌力减弱12例。病程最长18个月，最短的3个月。治疗方法：选用7寸不锈钢长针，常规皮肤、针具消毒，取患肢下巨虚穴，呈10°～20°角平刺并透刺足三里穴，得气后，拇指向前连续飞3次以加大感应，使针下沉紧（针感放射膝上部为佳），然后拇指向后连续飞3次，加大感应后使针下沉紧（针感放射足趾部为佳）。经治12例，痊愈8例，显效3例，有效1例，总有效率为100%。[河北中医，1994，16（2）：21–22]

（八）失语

1. **百会配四神聪**　闫润茗用此治中风失语效著。（《阎润茗针灸临床60年经验集萃》）

2. **廉泉**　李忠仁治疗中型中风中枢运动性失语，用合谷刺法，病人仰卧，略抬下颌，单取该穴。用28号2寸毫针向舌根部斜刺1～1.5寸，行提插捻转手法，强刺激行针1分钟后将针退至皮下，以30°角转向左右两侧各斜刺1针，针深约1～1.5寸，各提插捻转1分钟后再退至皮下，向舌根部斜刺1～1.5寸，中刺激提插，捻转1分钟，患者自觉舌体松动、胀感时取针，并令患者伸舌等运动2分钟。每日1次，10次为1疗程。30例，显效18例（60%），好转10例（33%），无效2例（7%），总有效率为

93%。(《单穴治病选萃》)

3. 语门 张战军针刺语门治中风失语。嘱患者张口，用左手将舌尖牵出唇外，右手持28号3寸毫针，在距舌尖约1cm处，沿瘫侧舌体肌层，顺舌静脉走行方向，由舌尖向舌根平刺2.5寸，行平补平泻手法，当患者出现得气感并用力曳舌或喊出“啊”字时起针，隔日针刺1次，针刺6次为一疗程，疗程间休息3～5天，针刺四个疗程无效者停止治疗。(《针灸临证指南》)

4. 涌泉 韩明火针健侧涌泉穴治中风失语，选粗火针（直径1mm）1枚，患者洗脚后仰卧，局部消毒后，采取强刺焰熨法（针深一般在0.1～0.3寸，不留针）。让患者感到特别疼，像钻心一样的感觉，达到通颅脑、开心窍之神效。如能把握时机，病程又短，一般一针一穴而见效。每隔3天针1次，7次为1疗程。注意事项：必等患者病稳时，才可使用；高血压、心脏病慎用；针刺后2天内禁止洗脚，防止感染。(《针灸临床集验》)

5. 外金津、外玉液、上廉泉 崔宗华等运用外金津、外玉液、上廉泉治疗8例脑血管病所致失语症。上廉泉穴位于喉结上1寸，舌骨上方，仰头取之，向舌根方向斜刺快速进针1.5～2寸深，强刺激，不留针。外金津、外玉液穴：在喉结上1寸，中线旁开3分，仰头取之，向舌根方向斜刺快速进针1.5～2寸深，平补平泻，强刺激，不留针。8例针1～10次后全部痊愈。注：对脑血栓患者，只要意识清楚即可进行针刺治疗，对于脑出血患者，除意识清楚外，待出血停止7～10天后，方可进行针刺治疗。拖延时间越久，则恢复其功能越困难。[中国针灸，1985，(3)：30]

6. 深刺人迎穴配合点刺舌体 杨安生深刺人迎穴点刺舌体治疗中风失语82例。病程1～44天，平均15天。病人取仰卧位，充分暴露颈部。用75%的酒精消毒局部皮肤，用左手食中指将颈动脉及胸锁乳突肌推向外侧，右手持消毒的2寸毫针于甲状软骨侧旁0.5cm平喉结处进针，直刺2～3cm，针尖抵达颈椎横突前方，然后缓慢捻转，不提插，当有局部酸胀或有针感往上或向下传导即停止运针，留针3分钟，出针后局部按压并观察3分钟有无其他不适反应。每天1侧，左右交替。然后嘱患者张口，舌上翘或用棉签使舌上抬露出舌底，在舌系带两旁及近舌尖处选3个部位用毫针点刺。10天为1疗程。治疗2个疗程，82例治愈18例，显效60例，无效4例，有效率95.0%。临床观察表明，针刺人迎穴对中风后不能发声

或声音小效果较好。[湖南中医杂志，2000，16（2）：32]

（九）流涎不收

1．佐泉取法：舌系带根部两侧，金津玉液穴的内下方。朱江运用此穴治疗中枢性面神经麻痹引起的流涎不收和慢性咽炎、糖尿病所致的口干舌燥有速效。操作：先嘱患者张口，并将舌头上卷以暴露舌根部。再用28号2寸毫针进针寸余，得气后让患者轻轻闭口，留针30分钟（此时针柄的一半在口腔外），针感一般为舌根发麻。（《单穴治病选萃》，414–415）

2．水分、列缺、关元、气海四穴同用可消半身不遂所致的流涎，手足肿胀。（张世雄经验）

（十）中风后情感障碍

1．**大陵** 《中国针灸》2003年第7期报道：大陵穴治疗中风后情感障碍作用的对比观察。将中风后情感障碍所致嬉笑不休患者66例随机分为针刺大陵治疗组36例和针刺头针情感区对照组30例，进行对照观察。大陵穴逆经而刺，施捻转泻法强刺激，留针40分钟，每10分钟捻针1次，保持较强针感；头针组取双侧情感区（前发际上2cm距中线2cm处），毫针沿皮向上斜刺，快速捻针，捻转速度约200～220次/分钟，持续2分钟后停止，休息5分钟后再捻转2分钟起针。均每日1次，10天为1疗程，3个疗程后进行疗效评价。针刺大陵穴和头针情感区均有较好疗效，但大陵穴组效果优于头针组。

2．**水沟** 1991年第6期《中医杂志》报道：一男性中风后遗症患者，在住院期间出现不明原因的发笑现象，一日数次，时作时止。一次竟然连续狂笑十几分钟不能终止。经强刺水沟一穴，狂笑顷刻停止。

3．**神门** 治中风嬉笑不休。

（十一）二便失禁

1．**百会** 《中国针灸》1984第6期报道：针刺百会穴治疗中风后小便失禁80例。百会进针后快速捻针（200次左右/分），连续5分钟，间歇5分钟，反复施术3次。另设针刺关元组，略向下方深刺2～3寸，留针20分钟。两组均每日1次，10次为1个疗程，3个疗程后，百会组与关元组的治疗结果分别为：痊愈率50%、26%；显效率27%、20%；好转率12.5%、

33.3%；总有效率89.5%、79.3%。

2. 通天透络却，配合艾灸关元 时国臣等应用针刺通天透络却为主，配合艾灸关元治疗中风小便失禁。选用双侧通天透络却、关元。常规消毒后由通天向络却沿头皮刺入1～2寸，然后以每分钟200次左右的速度快速捻转3分钟，休息5分钟，如此重复3次后起针；然后毫针直刺关元1～2寸，使针感向前阴放射或局部胀麻，强刺激，留针10分钟后起针，再用艾炷灸关元5～7壮，每日1次，10日为1疗程。所治30例，患者病程均在两个月以内，取得了较好的疗效，以中风单纯偏瘫者疗效好，而中风偏瘫伴精神症状或语言障碍者疗效差。[针灸学报，1989，(1)：13]

3. 肓俞

(1)张学丽运用肓俞、太溪、肾俞治愈一例患大面积脑出血后即二便失禁的病人，术不详。[针灸临床杂志，1997，13(10)：34]

(2)《重用单穴治顽疾》载运用肓俞治疗老年性二便失禁的方法可供参考：患者取仰卧位，取双侧的肓俞穴。常规消毒后，用26～28号2寸不锈钢毫针直刺，进针时押手拇食指尖抵住局部皮肤，刺手用力向下直刺进针，进针深度为1.5寸，慢按紧提6次，再退出5分，紧按慢提9次，这样反复行针1分钟后留针，留针时间为30分钟，期间再行针1次，每日治疗1次，8天为1个疗程，共治疗2个疗程，疗程间休息2天。(《重用单穴治顽疾》)

4. 天枢、水沟 党读华治一患者中风后尿失禁。取天枢穴为主穴，配以水沟穴针刺。针刺天枢穴成人2寸深，针尖朝水道穴斜刺，得气后，施以捻转补法；人中穴针尖向鼻中隔，施以雀啄手法，至眼球湿润为度；治疗1次后小便失禁次数减少，5次后已能正常排尿。[上海针灸杂志，1998，(6)：41]

5. 大横 王宪利治疗尿失禁取双侧大横穴。患者仰卧位，穴位常规消毒后，取用28号3.5寸长毫针，快速刺入皮下后，将针稍斜向脐中方向刺入穴位约3寸，得气后施提插捻转补法，使针感扩散至下腹部为佳，留针30分钟，间歇行针2～3次，每日1次，10次为1疗程。所治67例中痊愈(小便自控，排尿正常者)42例，占60.87%；显效(小便失禁及诸症明显减轻)者18例，占26.9%；好转(小便失禁及诸症逐渐减轻)者6例，占8.69%；无效(症状或有改善，但小便仍不能自控)者3

例，占4.35%；总有效率95.65%。其中含有中风后尿失禁者。[中国针灸，1994，(5)：42]

6. 长强、会阴

（1）王启才深刺会阴、长强基础上加电针，后行穴位注射治疗中风后遗症二便失禁一例，毫针术不载。（《针医心悟》）

（2）李云秋采用电针长强、会阴治疗由外伤性截瘫引起的大小便失禁，用2寸毫针分别针刺长强穴、会阴穴。进针得气后，将上海产G6805－Ⅰ型电针治疗仪电极分别接到穴位针柄上，电针治疗仪输出的脉冲电流为2～5次/秒的慢波，强度以患者能忍受为宜，每次通电30分钟，每日或隔日1次，针刺至大小便完全能自我控制为止。所治32例病人经电针2～10次治疗全部治愈。其中2次治愈8例，5次治愈15例，10次治愈9例。[中国针灸，1997，17（2）：78]

按：二便失禁可取头部的百会、通天透络却，邻近带脉之肓俞、天枢、大横，局部之长强、会阴。可以看出其病机为神机废，带脉失固。

（十二）延髓麻痹

1. 太渊、廉泉 丁兆生等针刺太渊、廉泉治疗球麻痹（延髓麻痹）：毫针直刺太渊穴，留针20分钟，每3～5分钟行针1次，出针后再取廉泉穴，用30号毫针向咽喉部斜刺1～2寸，反复提插，约5分钟，不留针。治疗120例，总有效率95%。[中国针灸，1996，16（3）：13]

2. 翳风穴、头运动区下段 张万成治疗假性球麻痹：取翳风穴毫针直刺2寸，患者有强烈针感，行针40分钟。7次为1疗程。若上午翳风行针，下午刺激头运动区下段，效果最佳。治疗33例，总有效率94.6%。[针灸临床杂志，1995，11（9）：43]

3. 天容透刺金津、玉液 李希军治疗假球麻痹症，用3寸毫针从左右天容穴分别直刺同侧金津、玉液，双手大幅度高频捻转至病人流泪或额头、眶下及鼻头出汗为度，留针5分钟后退针。治疗33例，有效率100%。[针灸临床杂志，1996，12（2）：44]

4. 风池 假性延髓麻痹，病人取坐位或侧卧位，头前倾，用28号1.5寸毫针刺入风池穴，一针透两穴或双侧同针对刺，行提刺手法，使患者枕项部有酸胀感。每日针1次，留针30分钟，中间行针3次，10次为1疗程。针之多效。（《一针灵》）

二十三、高血压病的单穴疗法

（一）耳尖

先用手指按摩耳郭使其充血，取患者单侧耳轮顶端的耳尖穴，经碘酊和乙醇消毒后，左手固定耳郭，右手持一次性采血针对准施术部位迅速刺入1～2mm深，随即出针，轻按针孔周围，使其自然出血，然后用消毒干棉球按压针孔。双耳交替放血。临床上刺血治病的出血量一般根据病情、体质而定。大概每侧穴位放血5～10滴，每滴如黄豆般大小。（《汉英对照针灸治疗高血压》，180）

（二）人迎

彭静山人迎洞刺法治疗本病，令患者仰卧，头部低位。先用手按压之，如感眩晕，则不宜针刺。针刺时，左手指固定其下动脉，右手持28号1.5寸毫针刺入，刺至近动脉壁上，以出现针柄按脉跳节律微微颤动为度。不用手法，10秒后起针，留针时间最长不宜超过2分钟。适用于原发性高血压。（《针灸秘验与绝招》）

卫彦等针刺人迎穴治疗高血压病38例。操作：取仰卧位，头部不枕枕头，充分暴露穴位，在平喉结旁开1.5寸，胸锁乳突肌前缘动脉搏动处找准人迎穴，严格消毒，用左手食指将颈动脉轻拉向外方，针尖紧贴食指甲侧进针，避开动脉，直刺0.8～1寸，不提插，以小幅度捻转5分钟，嘱患者尽量不要说话或做吞咽动作，当患者自觉局部有胀感或传至同侧肩部时即出针，不留针，每日治疗1次，45天为1疗程，共治疗1个疗程。38例显效20例，有效13例，无效5例。有效率86.84%。[针灸临床杂志，2006，22（2）：4-5]

（三）大椎

李玉彦等治本病，穴区常规消毒，用三棱针在大椎上横划1cm长的痕迹，以划破皮肤并有少量血迹渗出为度，然后速拔火罐子穴上，留罐5～15分钟。起罐用消毒干棉球擦净血，再敷盖消毒棉球或纱布，用胶布固定，以防感染。每次治疗时应在原痕迹稍上或下处操作。每周1次，5

次为1疗程，治疗5次无效者，应改用别法，往往治疗1次即有明显疗效。3～5次血压即可稳定。(《单穴治病选萃》)

张忠恕运用大椎针刺加拔罐治疗原发性高血压，操作：患者正坐垂头，选用28号2寸毫针，直刺1～1.5寸深。不提插捻转，待有下行针感时，在针柄上放一酒精棉球点燃，叩上罐20分钟。隔日治疗1次，10次为1疗程，疗程间隔5～7日，一般治疗3个疗程，治疗期间停服降压药物。17例治愈8例，无效4例。[吉林医学，1984，(5)：48]

(四)调压点(线)

匡培根用调压点(线)治本病，患者取坐位，侧面向医者，双目向正前方向水平注视。调压点(线)位于耳垂水平线后，胸锁乳突肌前1/3与中1/3交界处，并自此至该肌之前、中1/3交界线以下0.5～3cm之内，均为调压点之进针点。直刺进针，遇骨后稍退出。进针深度：成人一般2～3cm。手法：小幅度轻捻转2～3次，以后根据血压下降情况每隔5～15分钟再小幅度轻捻转2～3次，留针1～2小时后起针，起针时轻轻捻转退出。针感：必须使之放射至同侧头部，伴随头部清凉感。从针刺前后血压对比来看，有效率在80%左右。从治疗时间来看，血压下降均可在针刺后短时间内出现。当然，应用本法，除了取穴要准外，熟练掌握针刺手法也十分重要。另外，在以“调压点”为主的前提下，可视血压下降幅度，配用内关穴。(《汉英对照针灸治疗高血压》)

(五)神阙

敷脐降压法：取吴茱萸、川芎各等份研成粉末，密贮备用。使用时，将神阙穴用75%酒精棉球擦干净，取药粉5～10g纳入脐中(填平即可)，上盖用麝香止痛膏固定即可。此法对绝大多数患者(总有效率93%)有明显降压作用。3天换敷1次，10次为1疗程。休息3～5天后，可继续进行下一疗程。若贴膏药处有痒感者，则撕下膏药休息1～2天即可继续使用，以免引起皮肤过敏。换敷膏药后，脐周处残余的膏药痕迹，只需要用松节油棉球轻轻清理干净，而不要用手或其他物品用力去擦，以免引起皮肤损伤。(《无创痛穴疗学》，308)

（六）阴郄

王北等选阴郄穴治疗以头痛、眩晕为主症的高血压病，取患者双侧腕横纹上1.5cm处之阴郄穴，以1寸毫针直刺进针约1.5cm，平补平泻手法，以有酸、麻、胀、痛感为度，留针20分钟。结果表明可起到迅速改善并缓解症状的作用。针刺阴郄穴降压作用肯定，总有效率达83.34%，对兼有标实者的降压效果优于单纯虚证者。［中国中医急症，2001，10（5）：268］

（七）灸百会

于书庄运用雀啄灸百会治疗虚性Ⅱ、Ⅲ期高血压病（肝火上升证禁用）。从远处向百会穴逐渐移动，当患者感觉烫为一壮，然后将艾条提起，再从远端向百会穴逐渐移动，同样以患者感觉烫为一壮，如此反复操作10次为10壮。两壮之间应间隔片刻，以免患者皮肤起疱。灸后宜根据血压变动情况，可日灸1次，间日1次，或待血压升高时再灸。（《于书庄针灸医集》）

灸治高血压的注意事项：①取穴要准，尤其是取百会穴：应从入前发际五分神庭穴至枕外隆凸连线中点凹陷处取穴。尤其重要的是百会是高血压病的反应点，按之必痛。因此，凹陷中按之痛才是百会穴。②火力要适宜：两壮之间要间隔片刻。火力大易起疱，灸后需过1～2小时血压才能下降；火力适宜则灸毕血压即降（Ⅱ、Ⅲ期高血压病人），这是屡试屡验的。（《针坛名师：于书庄》）

（八）头维穴

患者仰卧，针刺头维穴，针柄向前、向内倾斜30°角，针尖进入帽状腱膜与颅骨骨膜之间，向后深入2～3寸，急速持续捻针3～5分钟，留针，间断捻针，当血压降至适当范围，危急症状基本消失时再留针20～30分钟。［浙江中医杂志，1984，（10）：469］

（九）太冲

邓中光治本病让患者取坐位或仰卧位，选取1寸或1.5寸之毫针直刺患者双侧太冲穴。深度以取得针感为度，约0.8寸，用轻插重提之泻法行针，可连续行针1～3分钟，留针20～30分钟。留针期间可每隔5～8分钟行针一次。出针时可运用开合补泻手法之泻法，即出针时摇大针孔，不加揉按，出一点血更妙。此法对血压骤然升高或出现高血压危象，而又未能及时采用其他抢救措施时，甚为适用。若配内关、三阴交效更佳。(《邓铁涛审定中医简便廉验治法》)

高血压危象邓铁涛常用针刺太冲（双），重用泻法，留针三四十分钟，根据情况一天1～3次治疗，并加服中药，多数取得满意疗效。(《邓铁涛临床经验辑要》)

李国安用太冲透涌泉，泻法，以酸麻重胀为有效针感，中强刺激，以患者能耐受为度。在中午12点肝阳最盛时针刺为佳，李氏认为血压为正常高值或1级高血压、辨证为肝阳上亢或痰湿壅盛的患者，单用太冲并辅以生活调摄即可良好地控制血压；对于2级高血压及更高，针刺也可起到很好的辅助效果，除了控制血压，在改善临床症状方面更有优势。(《李国安针灸临床经验撷英》，134)

（十）束骨

牛风景治本病，取双侧穴位，斜刺进针0.5寸，针尖朝向小趾端，采用提插捻转手法之泻法，留针40分钟，每10分钟行针1次，每日1次。本法降压效果明显，尤其对老年高血压病其舒张压较难降者，针后可立竿见影，近期疗效尤为满意。[中医药研究，1990，(3)：24]

田成文用束骨、曲池治疗高血压效显著。

（十一）悬钟穴

张为治高血压，取双侧悬钟穴，针刺得气后用平补平泻手法，留针30分钟，期间每隔10分钟运针1分钟。每日1次，治疗5天后休息2天，10次为1疗程。治疗期间停用药物。疗效迅速持久，并能明显改善高血压病的各种症状，对各型高血压有较好的治疗作用。(《当代针灸临床治验精粹》)

（十二）攒竹穴

患者仰卧位或端坐位，取双侧穴。穴位皮肤消毒后，用1寸毫针向鼻根部斜刺进针约0.5寸，予以平补平泻手法，以有酸、麻、胀、痛感为佳，留针20分钟。起针后即可测量血压，血压可明显下降。临床以针刺足太

阳经的攒竹穴作为急治高血压的方法，可迅速降压，缓解症状。(《常见病简易针灸疗法》)

(十三)涌泉

见本书第八章“十五、术一定存在特异性吗？”一文。

(十四)劳宫

朱成康治本病，毫针直刺劳宫，深度以达掌背真皮受限为止，轻度向前捻转，留针15~20分钟，中间轻度捻转2~3次。共治20例，其中8例治疗情况为血压皆降至正常，其中针刺1次者4例，2次者1例，4次者1例,5次者两例。经追访，仅1例于1月后血压回升，其余追访均保持正常。[浙江中医杂志，1994，29(7)：309]

笔者去年也用该法治几例，仅5~8次即正常，随访至今未复发。

(十五)内关

张泽富等用内关治高血压，强刺激手法收效甚佳，针2~3次血压便开始下降。操作：用28号或30号1寸半毫针，针尖略向上斜刺进针，得气后左手拇指压于针后，右手根据病情行针，使针感直达病所，或沿上臂方向传导为止，留针15~20分钟。每5分钟捻转1次。(《单穴治病选萃》)

(十六)中脘

薛立功取中脘治高血压病所致眩晕，正虚、痰湿内阻者用本穴疗效甚佳。操作：用28号或30号1.5寸毫针，垂直刺入1寸许，不动。左手轻按该穴皮肤深入1~2分钟，出针闭针孔。注意事项及禁忌：勿直刺过深，以免损伤内脏。左手按压中脘穴很重要。进针到1寸后，固定针体。左手继续下压该穴皮肤，然后抬起押手。这样可改变针与该穴皮下组织的位置关系，疗效高，且安全。(《单穴治病选萃》)

(十七)曲池

林凡治疗本病，令患者屈肘呈锐角，当角顶处是穴，右侧曲池较佳。操作：用3寸长毫针，垂直快速进针2寸，中强刺激，向上下放射甚佳。

每3日1次，3个月即稳定在正常水平。(《单穴治病选萃》)

熊路虎治疗本病，患者屈肘80°~90°，紧靠肘关节骨边缘取穴，常规消毒后，根据体质胖瘦向对侧少海透针1.5~3寸深，得气后用捻转提插手法，使针感上传至肩、下行于腕，以出现酸、麻、胀感为度，每5分钟行手法1分钟，30分钟后每10分钟行手法1次，留针1小时。除高血压急症病人需立即给予针刺外，其余均在治疗前5~7天停用降压药。临床观察即刻降压效果明显。56例，显效40例，明显有效9例，有效5例，无效2例。[上海针灸杂志，1984，(2)：3]

二十四、失眠验穴、穴组

(一)耳尖

操作：三棱针刺血，取单侧放血5~10滴，左右交替进行，每日一次，一般数次可愈。

(二)耳神门

耳神门是镇静安神之要穴，可根据病情采用针刺或埋针治疗。(《中华名医特技集成》)

(三)百会穴

文本超用百会治疗思虑过度、劳伤心脾所致失眠，多能获效。用28号1寸针，针尖向前顶方向进针约0.5寸深，拇指向前捻转至得气，留针30分钟，每日1次，以下午治疗为好。(《单穴治病选萃》)

(四)睛明

梅健寒认为"不寐瞋目，嗜睡瞑目，二跻病也，取睛明都有效，但是病延已久者较差。"(《奇经八脉与针灸临床》)

湛立文等治疗一例失眠2年的女性患者，该患者失眠近半年加重，每晚只能入睡3~4小时，口服安定片每晚可维持5~6小时睡眠。针刺手法泻跗阳而补交信，又刺睛明穴，每4日1次，速刺不留针。针刺6日后停服安眠药亦可入睡5个多小时，针刺半个月后，每晚可安然熟睡7小时，

身体状况转佳。[针灸临床杂志，2000，16（7）：49-50]

（五）印堂

苏同生等治本病，患者取正坐位或仰卧位，于印堂穴处消毒定点，针体与皮肤呈12°～30°（以针感为度），斜刺向下刺入印堂穴下，至骨膜中，使患者两眉头之间至鼻部有重、胀针感，然后留针30分钟后起针。1周3次，15次为1疗程。[陕西中医，2013，34（5）：584-586]

李小军运用印堂滞针法，结合随证配穴治疗顽固性失眠98例。印堂穴操作方法：患者平卧或端坐位，印堂穴局部常规消毒后，取1.5～2寸长不锈钢毫针，迅速将针刺入皮肤，并直达骨面，然后与皮肤成15°角向下平刺入1寸许，要紧贴骨面，然后将针身稳定，一边缓慢向单一方面捻转针柄，一边询问患者感觉，直至无法转动，此时医者手下有沉紧涩感，患者诉说针感十分强烈，甚至整个头部发胀，留针15～30分钟，视患者体质及忍受程度每5分钟提拉针体以维持针感，出针时将针柄向反方向轻轻捻转，针体松动后，将针拔出，迅速拿干棉球压迫以防出血。每日1次，15次一疗程，疗程间隔休息4天，期间停止其他一切治疗。98例，痊愈52例，显效26例，有效12例，无效8例。[黑龙江中医药，1998，（4）：42]

（六）太阳穴透刺率谷

吴炳煌运用双侧太阳穴透刺率谷穴，治疗失眠每可取得良效。（《吴炳煌针灸医案医论》）

（七）玉枕

黄鼎坚教授在长期的诊疗中发现，失眠患者玉枕一穴按压时多有棉花感，伴有酸胀感，此穴既是诊断失眠的反应点，又是治疗失眠的施术部位。以1寸毫针缓慢捻进，刺入0.2寸左右，而后针尖转下向大椎方向推进，顺经脉阴升阳降，调和阴阳，阳能入阴则可安寐。（《黄鼎坚针灸临证集要》）

重用玉枕穴治疗顽固性失眠，选择3寸毫针，针尖向下，向天柱穴方向平刺1.5～2寸。得气后，小幅度快速捻转法行针5分钟，以患者感觉舒适、局部发胀为佳，每日1次，症状缓解后改为隔日1次。反复发作、常规治疗无效的顽固性失眠，针刺玉枕穴能获得满意疗效。（《重用单穴治

顽疾》

（八）风池穴透风池

夏于琼治本病，穴位局部常规消毒后，嘱患者略低头，用30号3寸毫针，从一侧风池穴透向另一侧风池穴，使双侧风池穴都有酸、麻、胀、重之感，要让风池穴有胀热感。留针30分钟，10分钟运针1次。每日治疗1次，10次为一疗程，若未痊愈，休息2天后继续第2疗程治疗，一般1～3次见效，治疗2个月后统计疗效。58例，痊愈40例，占69.0%；好转17例，占29.3%；未愈1例，占1.7%。有效率98.3%。[中国针灸，2003，23（5）：282]

（九）瘈脉

张秀兰治本病，针刺前病人取坐位，手法以中、轻为宜，得气后留针10～20分钟即可。每日1次，初针在下午，以后可在上午施针，一般1～2次即奏效，3～5次可自然入睡。临床根据病症、体质差异，选择适当配穴，如上星、头维、风池、神门等，随症加减。共治40余例，收到良好的效果。[上海中医药杂志，1990，（4）：9]

（十）安眠穴

吴绪平治本病，用30号1寸半毫针，以单手刺入进针，直刺1～1.2寸。在得气的基础上，施以捻转补泻法，针感可放散至整个后头部，一般留针30分钟，每日针1次，以下午针刺为宜，疗效甚捷。（《单穴治病选萃》）

（十一）百劳

韩祖濂治本病，直刺1寸，得气后用轻补法，捻转10余下即出针，不留针。屡获良效，尤其对心脾亏损所致失眠患者，疗效更佳。手法要轻补不留针，如重泻留针则当晚失眠更重。（《单穴治病选萃》，430）

（十二）大椎、命门

贾朝先用大椎、命门拔罐治黎明多梦。患者俯卧低头，以大号玻璃罐闪火法拔之，留罐15分钟，隔日1次。如起水疱或有烫伤，敷以辅料，待

愈后再拔。23例均经1～3次治愈。[中国针灸，1994，(1)：20]

(十三)神道

治惊悸、失眠、健忘等疗效不凡。(张世雄讲座)

(十四)灸长强、会阴法

《国医大师贺普仁：一针一得治百病》中记载一种坐式艾灸法，书中记载了一案例，灸长强、会阴治愈了患30年失眠症的老人，而且头顶长出黑发！

(十五)大陵

翟兴明等治本病，白天就诊的患者用补法，用30号毫针缓慢进针，刺到一定深度后，拇指向前，食指向后，轻轻捻转，留针30分钟；泻法用28号毫针，手法与补法相反，它适用于在临睡前20分钟施术。补和泻两种针感均应向上传导效佳。临床上均能收到预期疗效，对顽固性的失眠效果更佳。(《单穴治病选萃》)

李学武用大陵透外关治疗失眠及神经官能症：从大陵穴进针，沿尺、桡骨之间向外关方向透刺，进针约1.5～2寸，局部酸胀或上传至肘，或有麻电感向指端放散。[中国针灸，1997，17(5)：303]

(十六)大陵、百会

陈伟选用针大陵、百会穴治疗失眠收效颇佳。大陵穴针后出现麻电感即可出针，百会穴用平刺针法，可用单向捻转手法，留针1小时或更长，或采用每晚睡前艾卷悬灸10～15分钟，多在灸后即可入睡。一般灸1～4次，睡眠时间可持续8～12小时。(《针灸临证探研录》)

(十七)神门

耿恩广治失眠：直刺0.3～0.5寸，使局部酸胀，留针30分钟。(《针灸取穴纲要》)

程隆光治单纯性失眠，用1寸毫针刺入6～7分，行捻转兼提插，产生酸麻或触电感传至肘或小指为宜。刺入皮下后，治虚证针尖偏向掌，治实证针尖偏向肘。留针30分钟。亦可用艾条睡前作温灸。84例，治愈76例，

有效3例，无效5例。(《单穴治病选萃》)

申悼彬用1～1.5寸毫针，捻转行针1～2分钟，使患者感觉双臂酸沉、全身疲乏、有嗜睡之意为度，此时可不起针，保持室内安静，患者即可入睡。[新疆中医药，1986，(1)：41]

(十八)三间

李国安治本病，用25号1.5寸针，以单手进针法，迅速刺入穴位，使之得气，采用提插补泻使患者掌有酸胀感，全身放松，有嗜睡之意为佳，留针30分钟。在留针30分钟过程中，期间行轻缓的提插手法3～5次，一般3～4次就能改善睡眠状态。(《李国安针灸临床经验撷英》)

(十九)睡眠穴

取法手背第1、2掌骨之间，合谷穴和三间穴连线中点处，手阳明大肠经上。

李定明运用此穴治疗顽固性失眠50余例，操作：用1寸毫针捻转进针，可刺0.5～0.8寸。心脾两虚者用细毫针行补法、轻刺激，1～2分钟后出针，肝火上扰或胃腑不和等实证用较粗毫针，行泻法，重刺激，留针时间可稍长些。以睡前针刺为宜。每日针1次，一般1～2次，重者4～5次即愈。(《单穴治病选萃》)

(二十)风市

万大风治本病，用28号或30号毫针，直刺进针1～2寸，提插捻转得气后，留针40分钟。每日针1次，轻者1～2次治愈，重者2～5次即愈。100例中，1次治愈者30例，3次治愈者50例，4次治愈者15例，5例无效。(《单穴治病选萃》)

(二十一)照海

温和灸双侧照海穴，各灸15～20分钟，10次为1疗程。(《经络腧穴学》)

(二十二)涌泉

灸双涌泉15～20分钟，温和灸，每日1次，7日1疗程。(《经络腧

穴学》）

（二十三）少冲、至阴

可交通心肾、宁心安神，对夜卧不宁、烦躁多梦者不可忽视。（周楣声经验）

（二十四）厉兑、隐白

治梦魇不宁。（《百症赋》）

（二十五）少冲、神门、三阴交

对神经衰弱失眠有卓效。（《阎润茗针灸临床60年经验集萃》）

（二十六）三阴交配神门

以三阴交为主穴、神门为配穴，三阴交深刺2.0～2.5寸，神门进针0.5～0.8寸，针刺得气，平补平泻，留针30分钟，每5分钟行针次，同时嘱病人每晚睡前自灸三阴交20分钟，每日1次。（《经络腧穴学》）

二十五、发明一种可为临床之助的仪器

我在数年前有一个设想，如果发明一个和电脑连接的“探头”，放在穴位皮肤上，能做到显示提供穴位下各种解剖组织距皮肤的距离以及各解剖层的厚度的数据，这样不仅可以使临床操作更精准，便于提高疗效。更重要的是使病案的记载透明，详实、明确记载穴位操作的解剖层，也将大大地提高疗效的可比性，尽可能的剔除不具有可比性的案例，从而减少结论中掺杂的水分。比较首先要保证操作上的统一。什么意思？也只有在相同的操作的基础上才谈得上比较。同一个穴位，临床医生操作各不相同，他们各自取得的疗效怎么可以放在一起比较呢？

我期盼这种仪器的尽早出现。

二十六、谈针灸艺术美

科学规律具有形式美，比如圆周率公式周长和半径就有如此简练和谐

的美妙关系。经络也有简练和谐对称之美。当医者的针技日臻成熟的时候，也开始追求形式美了，比如让针一上一下、一左一右、一前一后或扎成中一旁四、柳叶状、菱形等，刘炎著有《中华艺术针灸集》。扎得好看的不一定科学，但科学的一定好看。

二十七、针灸学习杂感

从事针灸二十余年，最后谈谈我的感悟和体会，这些都是我漫长自学道路上，摸着石头过河得到的切身体验。

（一）要有崇高的志向，有奉献精神、牺牲精神，心怀人类，心系针灸，如此则有恒心、韧性和不竭的动力。

（二）单纯的愿望：一句话，仅对针灸本身感兴趣才能学好针灸。比方说假如学针灸会冻死饿死也要学针灸，这样的人才能真正学好针灸。

（三）临床的目的在于创新：我认为医生的第一身份是科研工作者，也只有此途才能给苍生带来更多的善。当救治一个病人的时候，你能不能治好他的病，关键在于你的“术”，所以临床应将术抬到第一位的重要位置。因此就要求医生不仅是治病救人者，也是善于积累、总结、思考的理论技术上的革新者，故临床的目的在于创新。我临床的追求是所有的病都是我自己的方法。治好了病人的病心里快乐，但真正的快乐是用自己的方法治好的。

（四）对待现有技术的态度：应该视现有的正在使用的技术为暂时存在的，将被淘汰的技术。

（五）走独木桥：科学研究是具有排他性的。针药结合无法客观观察针灸的实际效果，不利于针灸实践。同理研究毫针就不要和火针、电针、拔罐等疗法合而用之。这固然在经济收入上有损失，但在我们能且只能如此。

（六）术尚精简：临床主张取穴少而精，以最少的穴位达到最大的疗效是临床医生一生追求的临床方向之一。这也是衡量医者水平的重要标志之一。

（七）治法尚繁：贺普仁老先生常说治病不仅要做到心有定见，更要对每一种病，都要有数个、数十个、甚至数百个方案来应对它，待面对具体病情时灵活应用。

（八）腧穴为本：张士杰用太溪治百病，魏稼用风池治疗的病种达39种之多，贺老善用听宫，魏履霜善用人迎，善针风府者莫过于李定明，善针哑门者莫过于文良中。古今针家莫不以腧穴为本，潜心专注于腧穴，在继承前人时贤的基础上创新，丰富了腧穴的治病范围。重视研究单穴尤其是大穴，是研习针灸的切入点。欲得穴精效宏之方，必谙熟单穴运用。

（九）关于经络腧穴的学习：经络腧穴学习要纵横两条线掌握。经络要掌握循行也要掌握其分野规律。腧穴既要能循经说穴，也要熟知其与周围他经穴位的位置关系。

（十）关于有奇效：有奇效也可能存在是否有过量治疗的问题，如将针刺入腹腔就是一例。

（十一）要有每证一得的意识：每治一病人要有收获，一治就好的病却可能偷走了自己的时间。长进大的常常是疑难病、没治过的病、疗效不好的病。

（十二）要有好奇心和专注：针灸学发展到今天，尽管经验如山，但还有很多为人类所未知，无论经络还是穴位。临床要暗示自己每一个穴位都可能有人类没发现的东西，手下可能出现未见到的现象。临床常见治甲病却治好了乙病。正所谓“有心栽花花不开，无意插柳柳成荫”，所以问诊要全面，病例记录要全面。

（十三）临床是有准备的临床：当你对世界上至少国内针灸医家治疗该病的经验了然于胸时，才开始了真正的临床，要带着问题去临床。一种方式为短时间对一种或几种病的国内或国际范围内的医家治疗经验进行收集整理总结，另一种是靠多年实践中翻阅查找逐渐积累而成。

（十四）注意反常思维的运用：反常思维是一种创造性思维。如拔针出了不少血，有人会视为意外而极力避免之，有人却想效果是否会更好。拔火罐起了水疱，有人却想可能有诊断治疗价值。滞针本是禁忌，有人却发明滞针术。本人提出的脑经、大小肠经没有独立的经络等亦是反常思维的运用。

（十五）针灸处方中复方是由单穴、双穴、三穴组合生发而成，提出掌握单穴、双穴、三穴的特效招式是医者的基本功和必经之途。

（十六）鉴于针灸学流派众多，提出学习要从特效单穴、特效处方、特效手技入手再深究其理。

（十七）站在巨人的肩膀上，这是重要的治学方法。杨长森教授说

“我推崇这样的观点：有继承才有发扬，只有积累才有发展，有经验才有发明，最伟大的天才也是站在前辈的肩背上才有所发现。古往今来，科学巨人们的肩背已垒成崇山峻岭，等待跨世纪的勇者攀登上去，并以肩背叠加成新的高度”（《当代人生启示录》）。广收博彩名家经验，在此基础上创新是研究针灸的重要方法。

（十八）对名家的态度：可以崇拜名家却不可迷信名家。名家经验也是精粗并存，真理谬误并存，有其长亦有其短。学习名家经验不是以获得为目的，而是要超越名家。

（十九）重积累：当今针灸世界上每天都有上千篇论文发表。每天都有新观点、新理论、新方法、新的治疗手段出现。这就要求我们要重视积累，占有文献之精粹。有必要对国内单穴、双穴、三穴治病经验、腧穴刺灸方法、名家治病经验、某病的治疗经验等进行分门别类的整理，存入自己的大脑。巧妇难为无米之炊，占有精粹文献，才能制造出精品来。

（二十）重视了解针灸名家及其善治病种、学术思想、传承脉络。关注针灸界的动态发展。

（二十一）针灸信息的获取是多途径的。除了书籍，还可从报纸、杂志、网络获取。报纸、杂志较书籍能更快地反映最新的进展、成果。书籍较报纸、杂志更具系统性。网络较杂志、报纸反映新成果更快。电视上关于医药的权威栏目比如《中华医药》，从中也可以获得很有价值的内容。

参考文献

[1] 包力. 人的另一个脑——肠脑 [J]. 生物学通报，1997，(32)：11.

附篇

一、朝花夕拾以贡诗

春日喜游

（1987年6月事业处东郊作）

日头笑脸柔，度假林中游。
茂阴蜩唱吟，甜风畅怀悠。
鲜花红比火，万木绿若流。
高峰青屏献，碧水涟漪求。
野望流欢颜，何处有忧愁？
笑看碧塘里，鱼蛙相戏游。
书卷度春深，更怜寝食休。
忙书春欲过，岂任之漂流？

咏禾田

（1987年6月29日事业处东郊作）

新绿妙黄铺天边，清露滴滴峭叶间。
田水倒影半个天，堤上翁农紫牛牵。

赏月

（1987年中秋）

皓月一轮醒蓝天，
清辉广宇射万千。
清风冷冷月如颤，
意欲飘飘舞天仙。
嫦娥玉兔今何在？
唤来骈阗乐人间。
人间万物黑映蓝，
千家万户起兴然。
朱红窗里盈杯笑，
墨绿荫下望婵娟。
望月怀远志无边，

明月伴我到九天。

冬征

（1988 年 12 月 10 日上学路上作）

烈风萧萧正狂欢，暴雪淫笑冻江天。

万路冬声寒光里，少年志狂征难险。

中秋写怀

（1989 年中秋）

皓月一轮跃中天，大如盘，白如雪，照遍万里人间。清光闪闪喜颤然，天涯何处无月光！西湖几多月？天台几许光？故乡月圆否？皇宫有无霜？想罢心思无定处，明月映悠心，身魂飞至洞庭湖。烟雾动荡浮湖面，月照花林皆似霰。恍恍惚惚入天山，展眼俯望四周川。峰巅明月照幽谷，千岩万壑缥缈出。云霓氤氲夸空过，彩盘环环下峰来。微风回魂失物象，唯觉颤颤明月头上悬。回味无穷心不死，想亲人兮思故乡，忧祖国兮恋长江，思前途兮增豪情。举首望万里明月放光辉，千里奔马踏山川，雄步奋然鬃毛翻。奔腾云峰多磨炼，我以我血荐轩辕。

写怀

（征鸿晢 1990 年 3 月）

空远山孤飞哀适，征程九万须永翅。

地演天变万物殊，圣阳奇丽地背痴。

无题

（1990 年 5 月 3 日学间作）

大漠死荒骥腾酣，匹马跃千山。

月破万古悲壮士，此番远征更无前。

春光图

（县城路上作）

碧柳浮空映静波，垂下丝绦知几多。

翡翠惹醉翠湖中，鸣燕剪水竞相捉。

写怀

（1999年10月外出郊游作）

任他年华如水流，青春依然似火红。
忍得今生炼狱苦，岂肯世上逍遥游。
江南春暖三行雁，燕赵冬寒一枯林。
壮怀常伴荒鸡舞，夜残展卷就孤灯。

无题

（去京路上作2001年1月22日）

一

天地雾雪车行急，寒气泛骨树依稀。
二十年来一身遥，壮志难酬索天机。

二

年近三十事未成，妻子全无一身轻。
休言弃愿入扁舟，绝壁裂隙一奇松！

古风一首咏贺老

双目凝寰宇，针功盖世雄。
涵融千古书，历练术三通。
微通徐缓和，能愈膏肓凶。
强通血光溅，眨目解卒中。
温通世上罕，殊难祛如风。
百病唯针道，耄耋志愈浓。
手转八卦掌，步绕太极中。
德术功一体，苍生苦万众。
弟子五洲间，万古一青松。

记得2001～2002年间，我在中医研究院办了个借书证，每一个月就得来京借还书，我便去贺老门诊，向他学习，记得贺老很喜欢我，可惜我和他只有数面之缘，也曾两次去其诊所拜访他，只因我之腼腆没有开口说拜他为师，终成憾事，后来人世坎坷，屡有不顺，此心虽存，终成千古一叹，先后写过咏贺老的诗至少有十首，此诗作于一次见他归来的列车上，志此为念。

仲秋赏月

（2003 年）

天宇幽远云度月，
又到八月十五夜。
四野空寥雾气沉，
清风过处人影斜。
年少故国多胜事，
老大他乡空自嗟。
长风欲乘不逢时，
酒水沽处行路难。
列车北驶过客乘，
人生何处是相逢。

无题

（2005 年作于事业处东郊）

掩卷不觉夜自深，针罢秋云暗几重。
金针有形术无形，蓝天雁过不留痕。

二、全国“老祖书屋”杯楹联大赛应征联[1]七副

（2002年）

（一）

香随老祖飘千里
情漫书屋泽万家

（二）

开卷类食珍馐千金莫惜文化商厦
读书如饮美酒万盏难醉老祖书屋

（三）

老祖飘香诱八方学子纷纷采
书屋溢智引四海英才款款来

（四）

西湖赏景五岳攀胜喜甸甸老祖书屋鉴墨
四海求知百年作人兴冲冲文化商厦观书

（五）

求知似饮醇光临商厦寻老祖
开卷如朝圣常到书屋觅英贤

（六）

览百科珍馐当推文化商厦好
饮千杯美酒还数老祖书屋香

① 征联要求上下联含有老祖书屋或文化商厦

（七）

神州结缘东北聚贤盘锦创业德著千秋文化商厦

盘锦弄笔辽宁泼墨中国治文恩泽万众老祖书屋

主要参考书目

[1] 孙广仁. 中医基础理论 [M]. 北京：中国中医药出版社，2002.

[2] 赵京生. 针灸经典理论阐释 [M]. 2版. 上海：上海中医药大学出版社，2003.

[3] 李定忠，李秀章，傅松涛. 中医经络理论与实效的现代研究 [M]. 北京：人民卫生出版社，2012.

[4] 王本正，王月，李志伟. 实用刺血疗法 [M]. 北京：中医古籍出版社，2009.

[5] 何裕民. 中医心理学临床研究 [M]. 北京：人民卫生出版社，2010.

[6] 梅健寒，杨玉华. 奇经八脉与针灸临床 [M]. 北京：人民卫生出版社，2006.

[7] 王莒生. 中国百年百名中医临床家丛书·王乐亭 [M]. 北京：中国中医药出版社，2005.

[8] 金舒白. 针灸治疗精神病 [M]. 上海：上海中医学院出版社，1987.

[9] 奚永江. 奚永江针灸临证验案 [M]. 北京：学苑出版社，2009.

[10] 程宝书. 当代针灸名家临床经验集成 [M]. 北京：军事医学科学出版社，2003.

[11] 洪国靖. 中国当代中医名人志 [M]. 北京：学苑出版社，1997.

[12] 马瑞寅，黄琴峰. 名医针灸精华 [M]. 上海：上海中医药大学出版社，1997.

[13] 沈惠风. 秦亮甫临床经验集萃 [M]. 上海：上海中医药大学出版社，2002.

[14] 周楣声. 灸绳 [M]. 2版. 青岛：青岛出版社，2006.

[15] 刘冠军，王富春，李影. 当代中国名医针方针术集成 [M]. 长春：吉林科学技术出版社，1994.

[16] 王雪苔. 中国针灸大全 [M]. 郑州：河南科学技术出版社，1994：292.

[17] 田从豁. 田从豁临床经验 [M]. 北京：华文出版社，2000.

[18] 谢新才，王桂玲. 国医大师贺普仁 [M]. 北京：中国医药科技出版社，2011.

[19] 王学良，等. 中国传统医学神针妙手奇方 [M]. 太原：山西科学技术出版社，2008.

[20] 程莘农. 中国针灸学 [M]. 3版. 北京：人民卫生出版社，1998.

[21] 彭增福. 靳三针疗法 [M]. 上海：上海科学技术文献出版社，2000.

[22] 郑魁山. 郑氏针灸全集 [M]. 北京：人民卫生出版社，2000.

[23] 张启文，李致重. 杏林针传 [M]. 北京：华夏出版社，1994.

[24] 王莒生. 金针王乐亭 [M]. 北京：中国中医药出版社，2005.

[25] 胡慧. 中国百年百名中医临床家·杨甲三 [M]. 北京：中国中医药出版社，

2001.
[26] 周立群. 王岱针灸临床七讲 [M]. 北京：人民卫生出版社，2000.
[27] 陈文伯，等. 小秘方大疗效 [M]. 广州：广东科技出版社，2013.
[28] 黄龙祥. 中国针灸学术史大纲 [M]. 北京：华夏出版社，2001.
[29] 黄龙祥. 针灸腧穴通考 [M]. 北京：人民卫生出版社，2011.
[30] 张颖清. 全息生物学 [M]. 北京：高等教育出版社，1989.
[31] 齐永. 脐针疗法入门 [M]. 北京：人民卫生出版社，2015.
[32] 程士德. 内经 [M]. 北京：人民卫生出版社，1995.
[33] 王启才，等. 特定穴临床应用 [M]. 北京：中国中医药出版社，2008.
[34] 张吉. 经脉病候辨证与针灸论治 [M]. 北京：人民卫生出版社，2006.
[35] 陈佑邦，等. 当代中国针灸临证精要 [M]. 天津：天津科学技术出版社，1987.
[36] 沈雪勇. 经络腧穴学 [M]. 2版. 北京：中国中医药出版社，2011.
[37] 杨医亚，李彬之. 针灸金方 [M]. 石家庄：河北科学技术出版社，1988.
[38] 高树中. 一针疗法 [M]. 济南：济南出版社，2006.
[39] 师怀堂. 中医临床新九针疗法 [M]. 北京：人民卫生出版社，2000.
[40] 孙申田. 新编实用针灸临床歌诀 [M]. 修订版. 北京：人民卫生出版社，2007.
[41] 刘强. 常见病简易针灸疗法 [M]. 北京：金盾出版社，2007.
[42] 王宏才，黄凤，王晓珊. 实用五十穴 [M]. 2版. 西安：西安交通大学出版社，2013.
[43] 梁立武，等. 一针灵 [M]. 2版. 北京：北京科学技术出版社，2001.
[44] 李国安. 李国安针灸临床经验撷英 [M]. 上海：上海科学技术出版社，2014.
[45] 耿恩广. 针灸取穴纲要 [M]. 天津：天津科技翻译出版公司，2007.
[46] 欧阳群. 欧阳群针灸临证精要 [M]. 北京：人民军医出版社，2015.
[47] 金南洙. 针通经络灸调阴阳 [M]. 长春：吉林文史出版社，2009.
[48] 陈伟. 针灸临证探研录 [M]. 北京：中医古籍出版社，2004.
[49] 萧少卿. 萧少卿针灸精髓 [M]. 北京：人民卫生出版社，2010.
[50] 胡熙明. 针灸临证指南 [M]. 北京：人民卫生出版社，1999.
[51] 邱茂良. 中国针灸治疗学 [M]. 南京：江苏科学技术出版社，1992.
[52] 韩明. 针灸临床集验 [M]. 北京：中国中医药出版社，1994.
[53] 侯中伟，朱江. 重用单穴治顽疾 [M]. 北京：科学技术文献出版社，2011.
[54] 魏稼，吴焕淦，邵水金. 无创痛穴疗学 [M]. 上海：上海科学技术出版社，2007.
[55] 于书庄. 于书庄针灸医集 [M]. 北京：北京出版社，2000.

[56] 于振中. 针坛名师：于书庄 [M]. 北京：中国中医药出版社，2013.
[57] 邓中光，等. 邓铁涛审定中医简便廉验治法 [M]. 北京：人民卫生出版社，2009.
[58] 邓铁涛. 邓铁涛临床经验辑要 [M]. 北京：中国医药科技出版社，1999.
[59] 王玲玲，王启才. 当代针灸临床治验精粹 [M]. 北京：人民卫生出版社，2007.
[60] 王启才. 经络发微 [M]. 北京：人民卫生出版社，2006.
[61] 彭静山，费久治. 针灸秘验与绝招 [M]. 沈阳：辽宁科学技术出版社，2008.
[62] 赵利华，庞勇，黄瑜. 黄鼎坚针灸临证经验集要 [M]. 北京：人民卫生出版社，2008.
[63] 王凤岐. 中华名医特技集成 [M]. 北京：中国医药科技出版社，1993.
[64] 张福会. 周志杰临床经验实录 [M]. 西安：陕西科学技术出版社，2013.
[65] 吴明霞，洪昆达，龚德贵. 吴炳煌针灸医案医论 [M]. 北京：学苑出版社，2009.
[66] 张仁，徐红. 汉英对照针灸治疗高血压 [M]. 上海：上海科学技术出版社，2007.
[67] 王启才，周庆生. 针医心悟 [M]. 北京：中医古籍出版社，2001.
[68] 阎润茗. 阎润茗针灸临床60年经验集萃 [M]. 北京：中国中医药出版社，2013.
[69] 何崇. 中医临床家邱茂良 [M]. 北京：中国中医药出版社，2001.
[70] 陆瘦燕. 陆瘦燕金针实验录 [M]. 北京：人民军医出版社，2008.
[71] 吕景山，何树槐，耿恩广. 单穴治病选萃 [M]. 北京：人民卫生出版社，1995.
[72] 朱琏. 新针灸学 [M]. 南宁：广西科学技术出版社，2008.
[73] 张晟星，戚淦. 经穴释义汇解 [M]. 上海：上海翻译出版公司，1984.